天下文化
BELIEVE IN READING

積極投入電生理研究

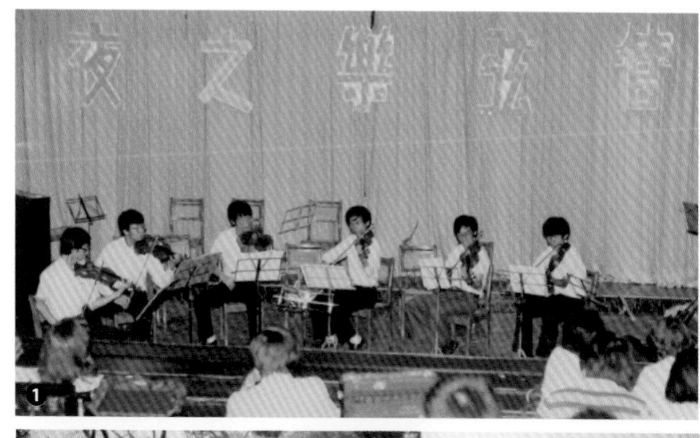

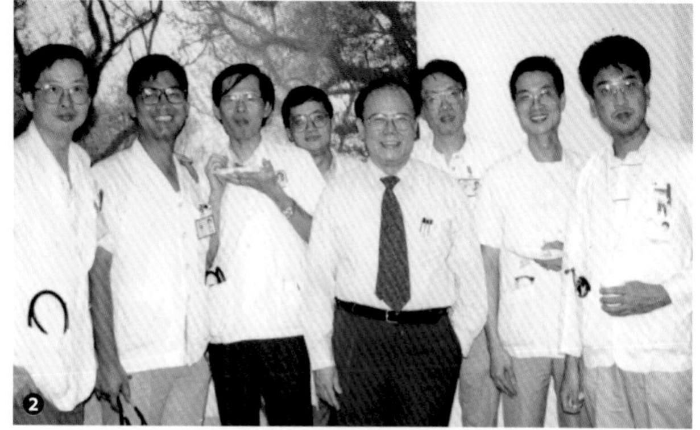

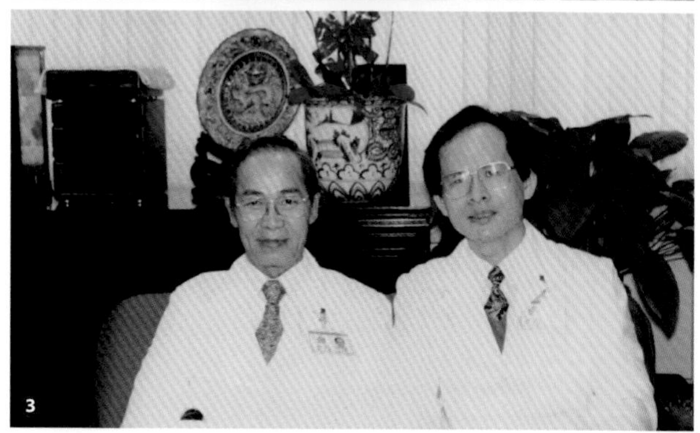

1＿大學時期，陳適安（右三）除了立定志向鑽研心臟學，熱愛音樂的他也和同學創立「管弦樂社」，擔任社長。

2＿1986年，陳適安（左三）考進臺北榮總內科部，除了臨床的學習，他也積極投入心臟電氣生理研究。

3＿看好陳適安（右）在學術與領導的能力，時任臺北榮總心臟內科主任張茂松（左）讓陳適安帶領幾位醫師發展心律不整領域。

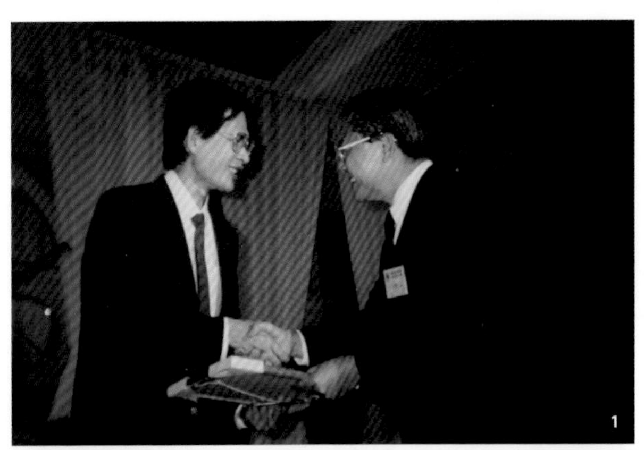

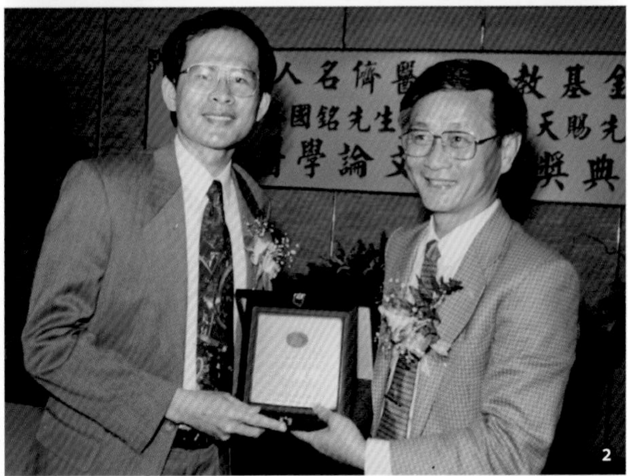

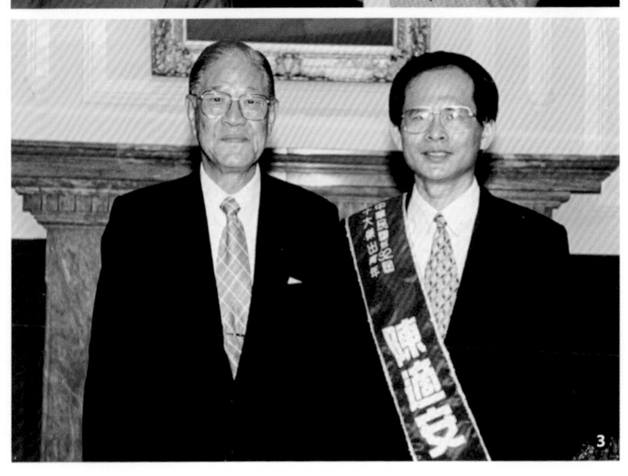

1_1990年，獲中華民國心臟學會論文研究獎。（左為陳適安，右為學會名譽理事呂鴻基）

2_1993年，獲名僑醫學文教基金會醫學論文獎。（左為陳適安，右為基金會董事長李源德）

3_1994年，陳適安（右）獲中華民國十大傑出青年，獲時任總統李登輝（左）接見。

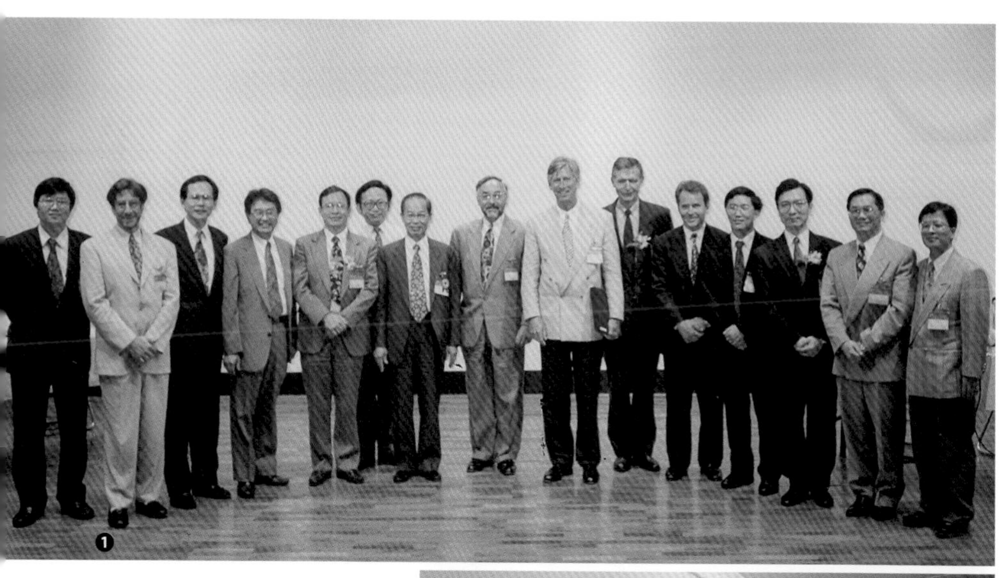

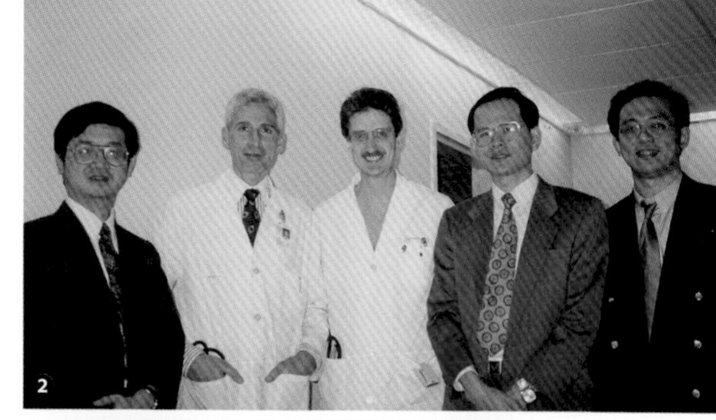

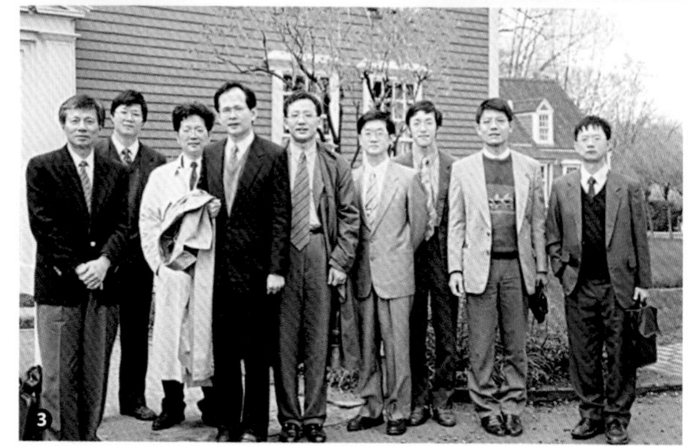

1_1995年，多位國際心律不整界大師，來臺灣參加心律不整研討會。（左三為陳適安）

2_1995年，訪問美國密西根大學弗雷德・莫拉迪（Fred Morady）教授（左二）。（左一為吳茲睿、右二為陳適安、右一為戴慶泰）

3_1996年，至麻州參加美國心律醫學會年會，會後合影。（左四為陳適安）

開啟心房顫動治療里程碑

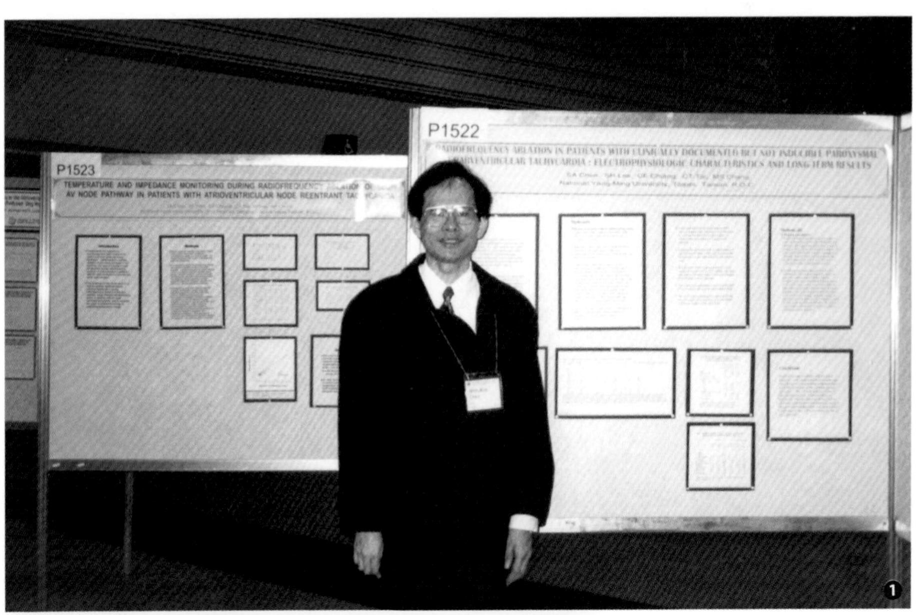

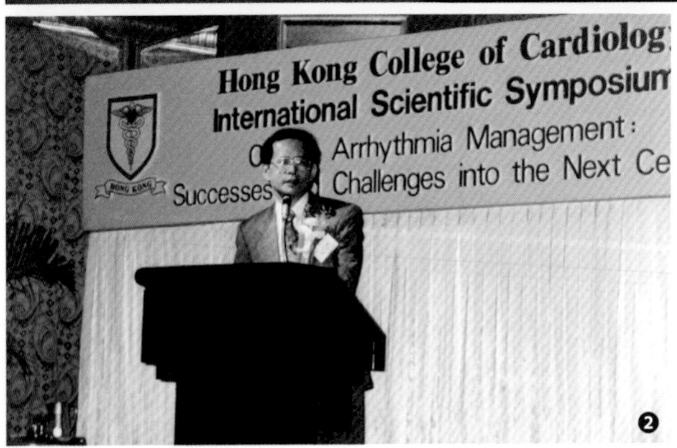

1_1992年，參加歐洲心臟醫學會年會擔任論文海報展示。

2_1994年，應香港心臟學院邀請演講。

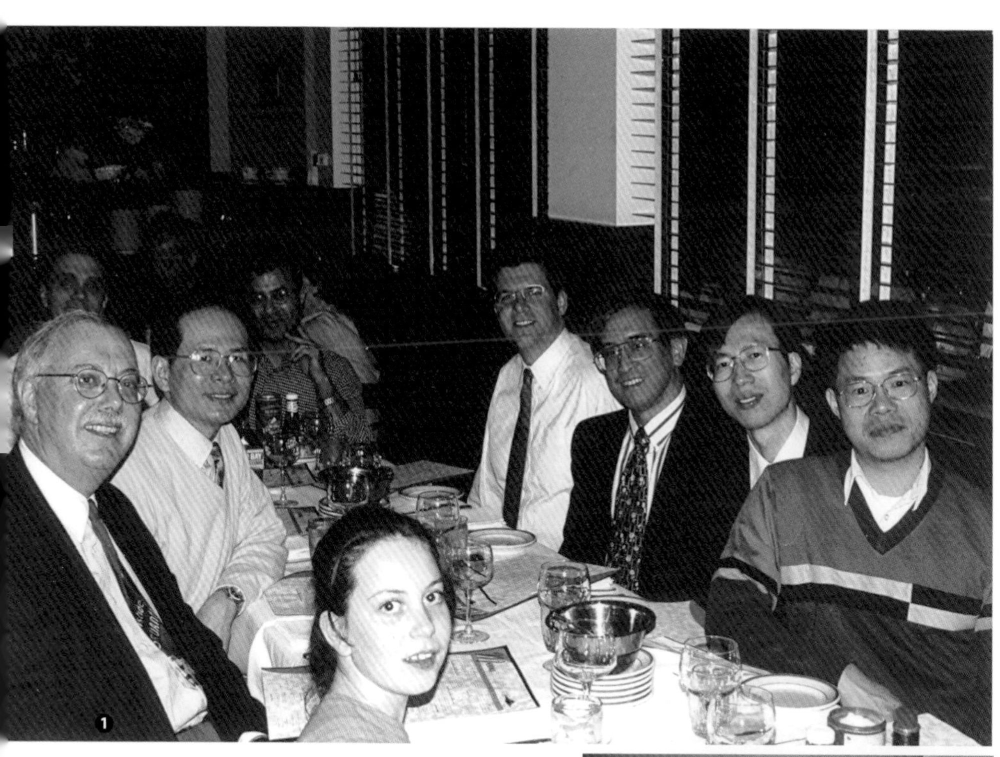

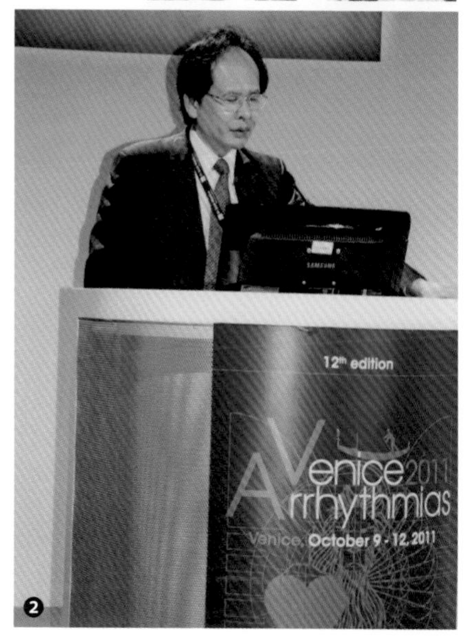

1_2000年，至美國明尼蘇達大學示範心房顫動電燒手術，完成後交流餐敘。（左為大衛．班迪特〔David Benditt〕教授）

2_2011年，應邀於義大利威尼斯心律不整大會演講。

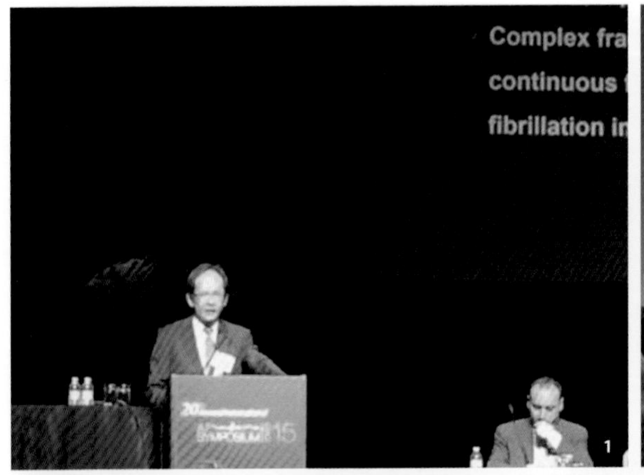

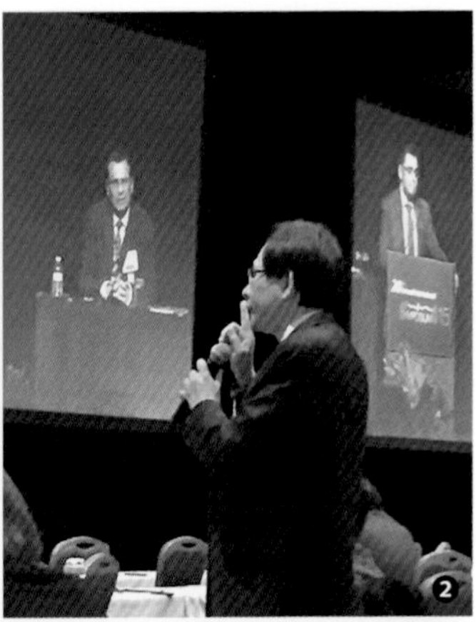

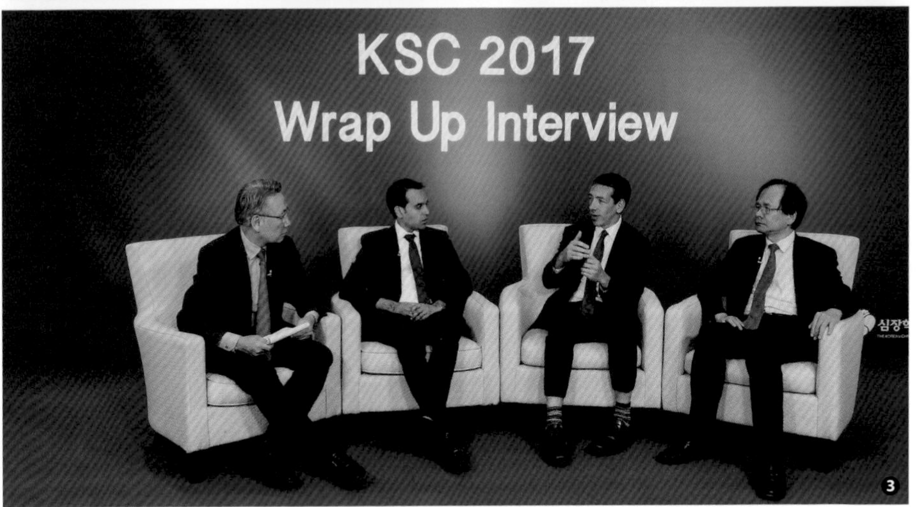

1、**2**_2015年1月，陳適安（圖1左、圖2站立者）在國際心房顫動研討會，與美國史丹福大學桑吉夫．納拉亞（Sanjiv Narayan）教授（圖2右上螢幕者），辯論旋轉子理論的真偽。

3_2017年，參與韓國心臟學會研討會，發表演説並接受國外媒體在論壇後總結採訪。（右一為陳適安）

IDSS 2018
Shin Ann
Chen

Take Home Message-II
Continue the mutual collaboration
Welcome more UPenn EP faculties visit
Asia, especially Taiwan (warm
people,
delicious food)
With good health, enjoy the int
sting
cardiac electrophysiology, takin
care of
the patients, and enjoy the life

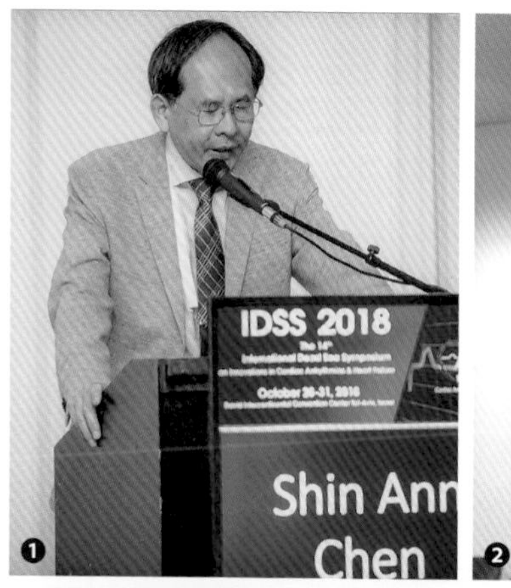

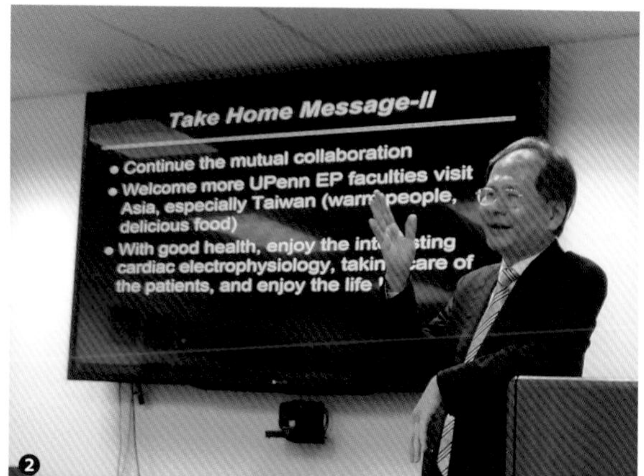

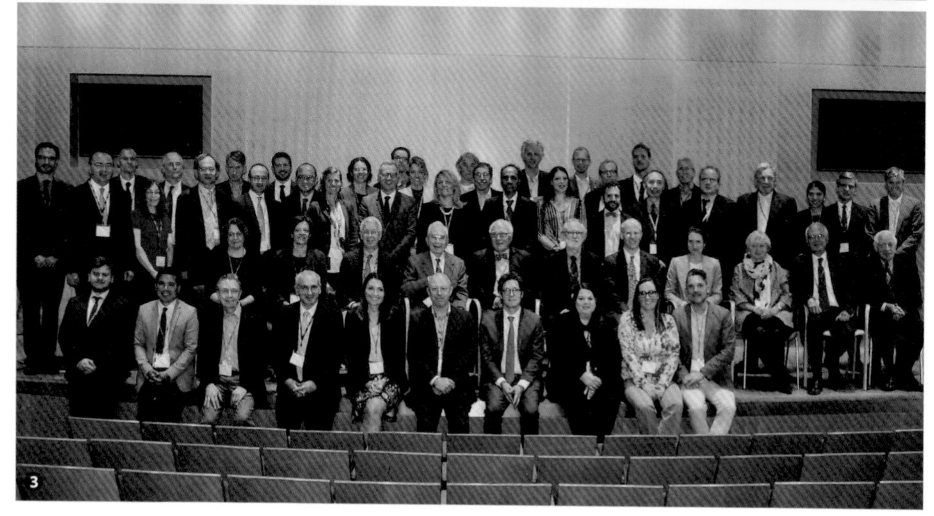

1_2018年，於以色列死海舉行的國際心律不整研討會（IDSS）演講。

2_2019年，獲邀至美國賓州費城大學醫學中心特別演講。

3_2019年，應美國約翰霍普金斯大學邀請，參加心肌病變國際研討會，為唯一一位受邀亞洲醫師。（第三排左四為陳適安）

遠赴多國示範電燒手術

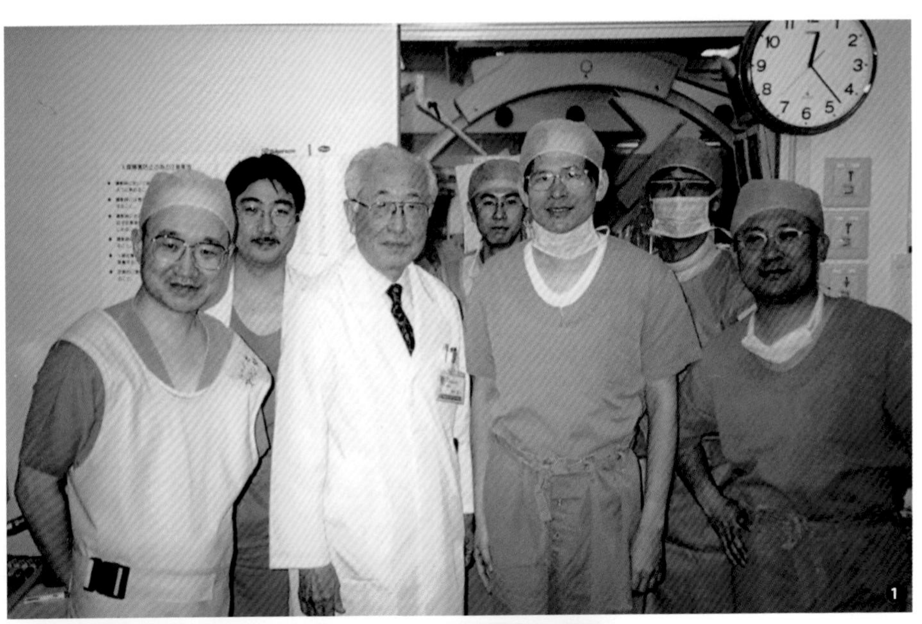

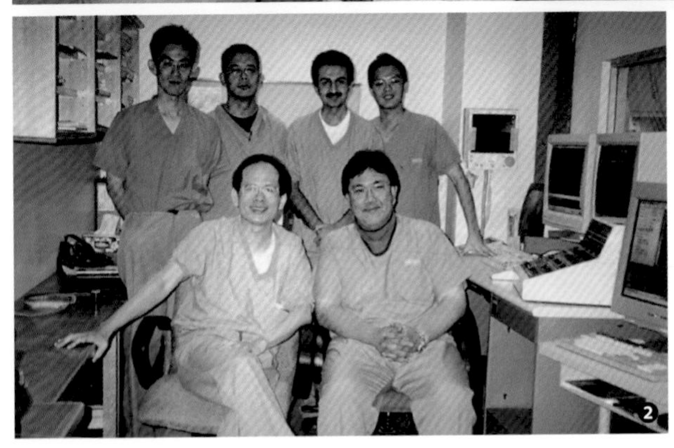

1_2001年，至日本京都大學附設醫院指導示範心房顫動電燒手術。（前排左二為Kawaghi教授，前排右二為陳適安、右一為蔡青峰）

2_2001年，協助馬來西亞國家心臟中心完成心房顫動電燒手術。（前排左為陳適安、後排左一為曹玄明）

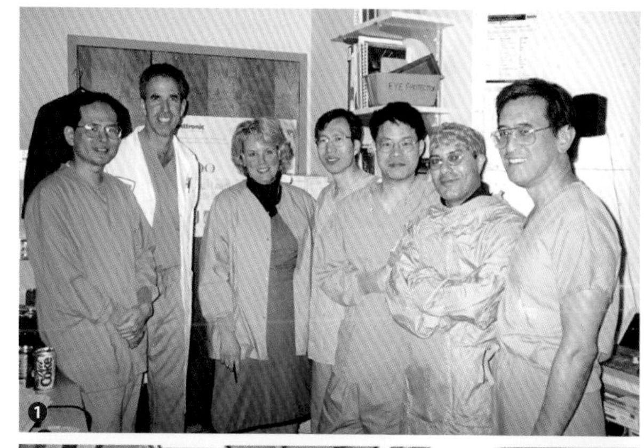

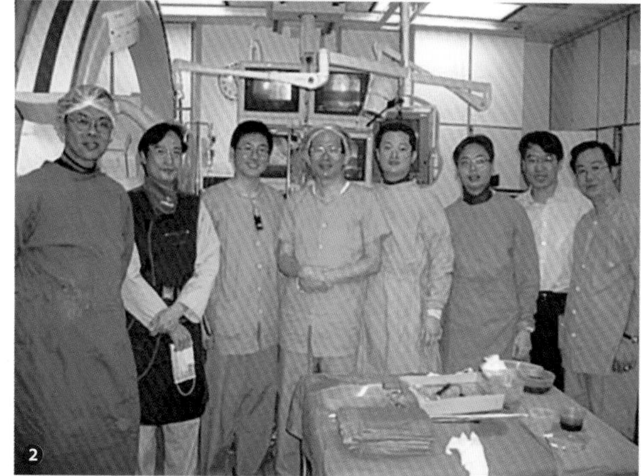

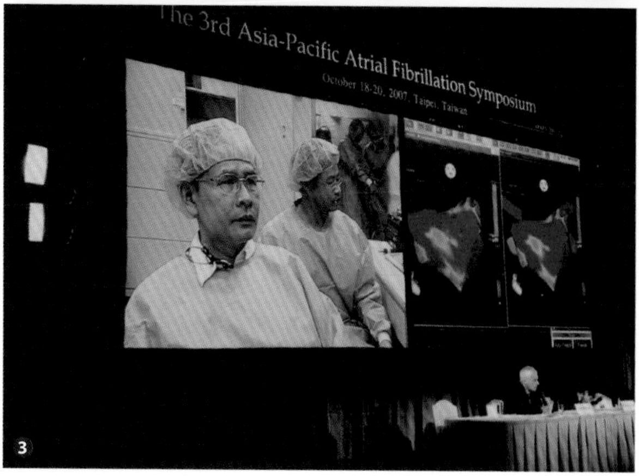

1_2002年，與團隊遠征美國明尼蘇達大學附設醫院，成功完成該院首例心房顫動電燒手術。（左一為陳適安、右四為郭任遠、右三為林永國）

2_2006年，受香港大學及香港中文大學邀請，至香港指導示範手術。（左一為林彥璋、左四為陳適安、右四為張世霖）

3_2007年，於第三屆亞太心房顫動研討會現場直播示範電燒手術。

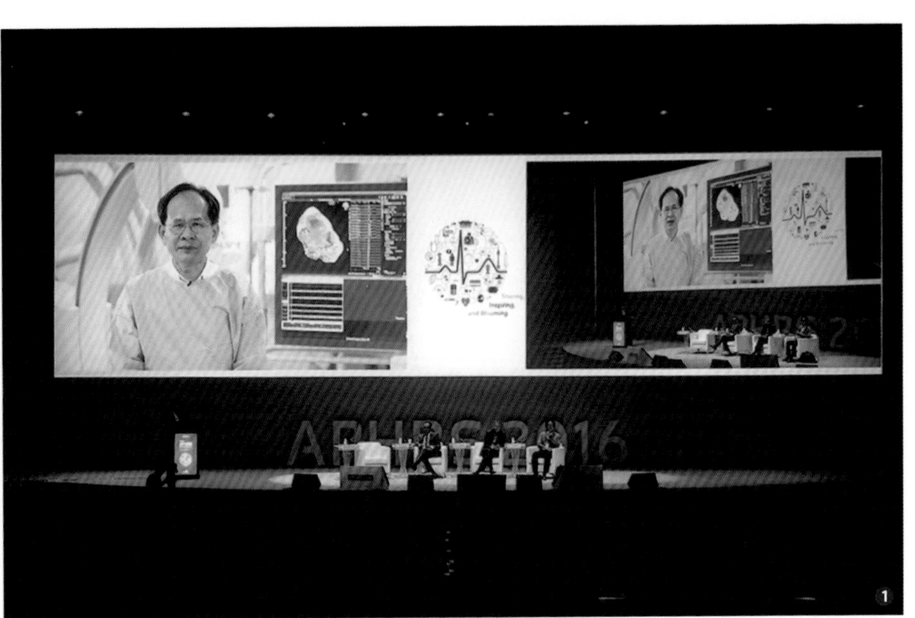

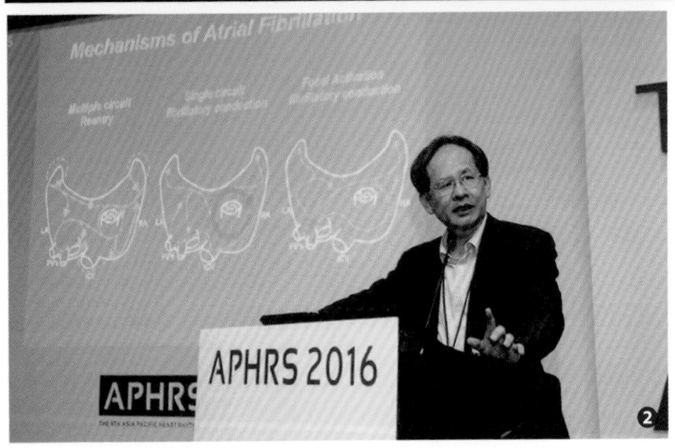

1、**2**_2016年，陳適安於亞太心律醫學會大會中連線示範手術，並發表研究成果。

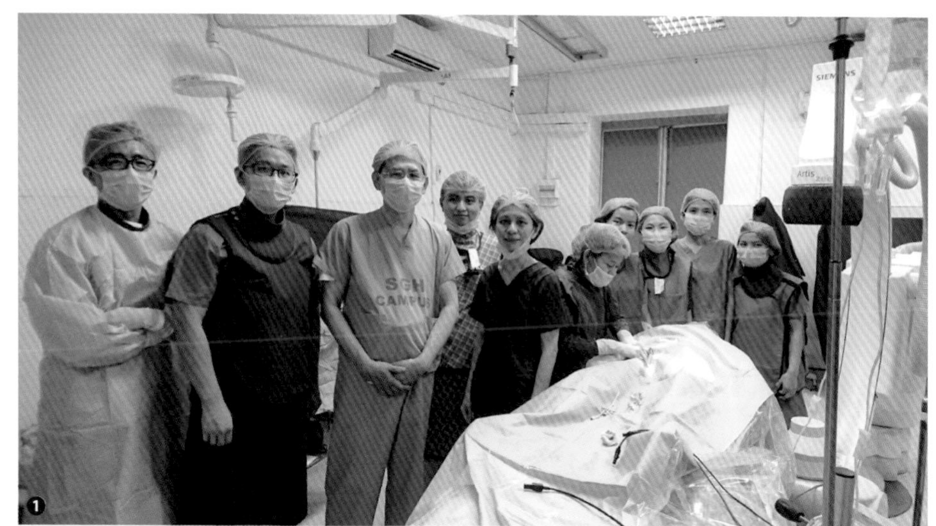

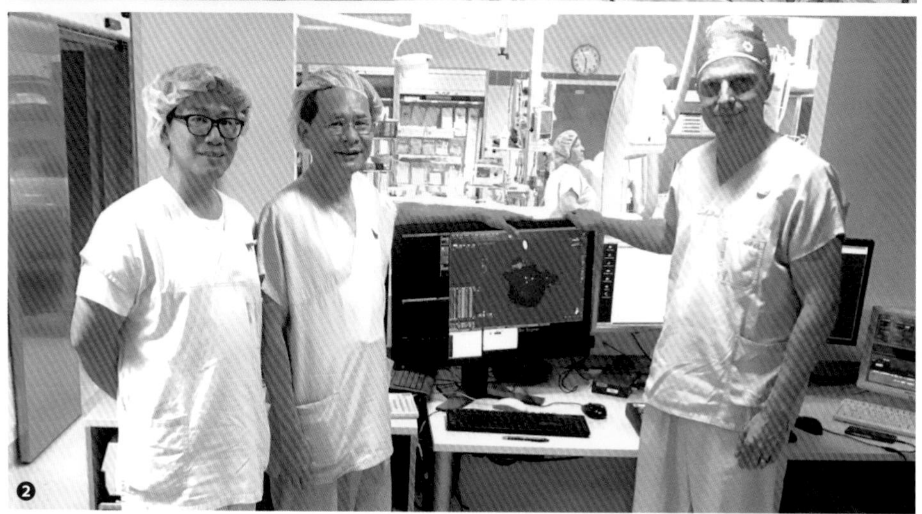

1_2017年，至緬甸仰光大學進行示範手術。（左一為羅力瑋、左三為陳適安）

2_2019年，至捷克參加「布拉格心導管燒灼手術工作坊」，進行現場手術示範。陳適安（左二）是亞洲唯一受邀演講及手術示範的專家。（左一為林晉宇）

打造臺灣心律不整堅強團隊

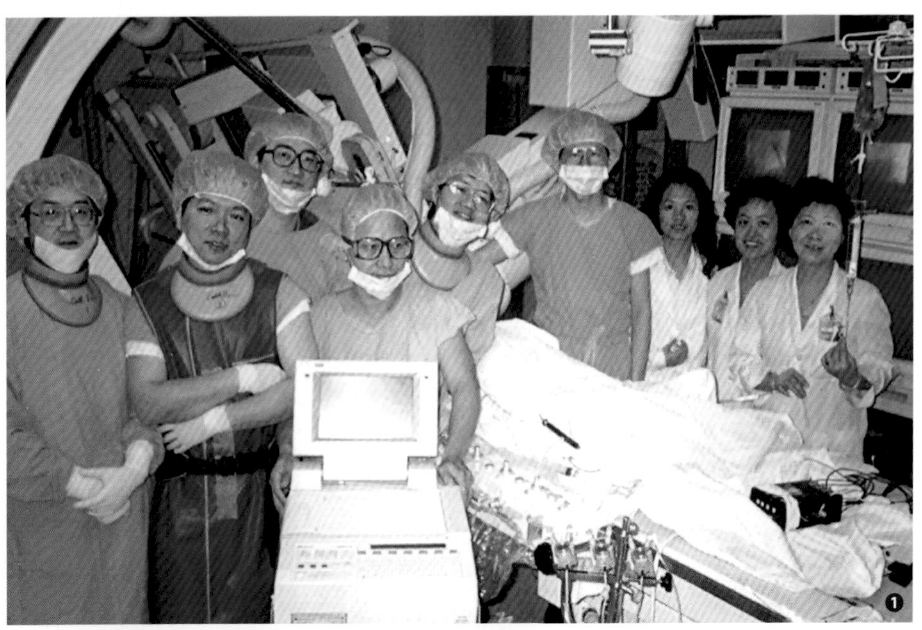

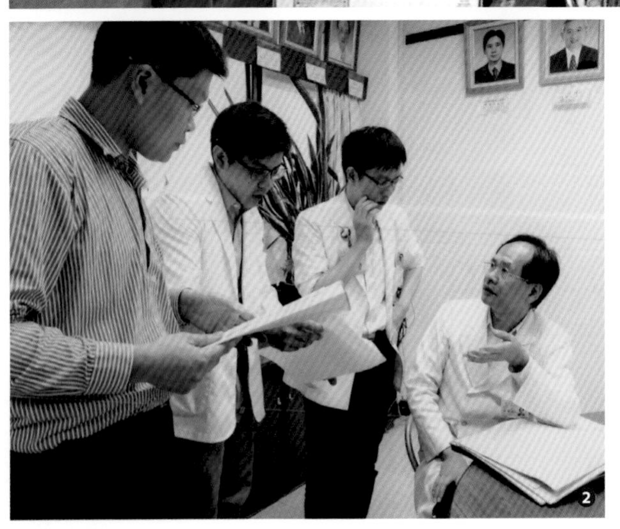

1_1992年的心律不整團隊。（由左至右為醫師吳茲睿、鄭成泉、陳基利、楊欽銳、江晨恩、陳適安，以及祕書侯世芬、技師林銘蘭和高國君）

2_帶領團隊或教導學生，陳適安（右一）都是傾囊相授。

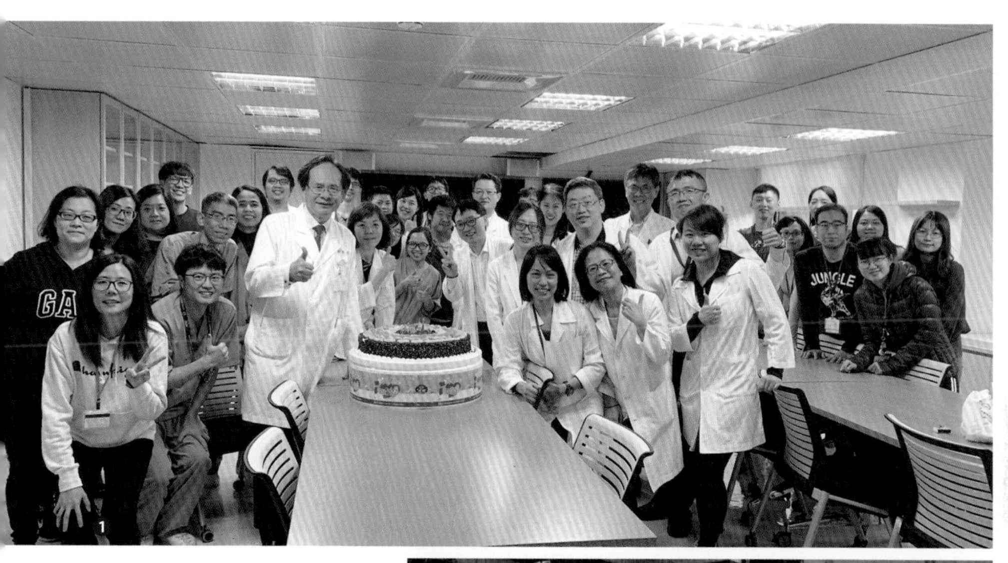

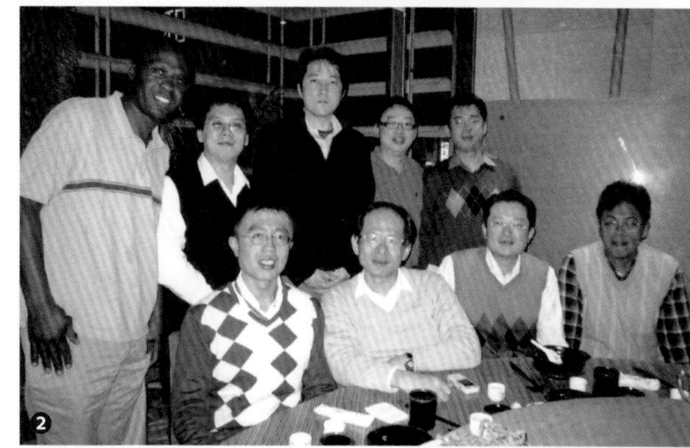

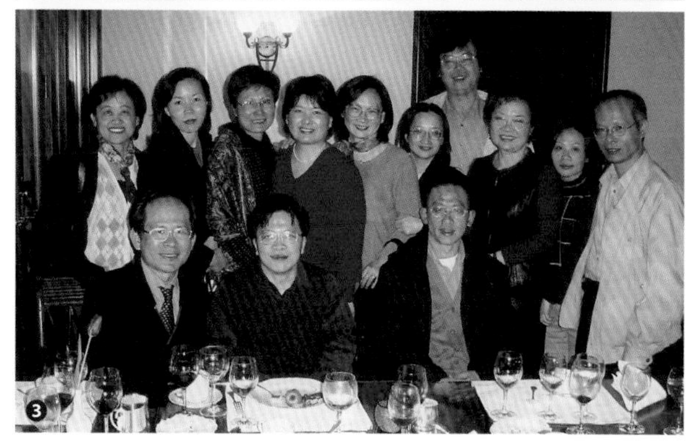

1、2、3＿陳適安的心律不整團隊，有許多專業的醫師與技術及護理人員，成員間感情融洽，像是個大家庭。

1_2013年12月，臺北榮總發展出嶄新的心房顫動電燒術，榮獲第十六屆國家生技醫療品質獎（SNQ）金獎。（左三為陳適安、左四為時任北榮院長林芳郁）

2_2017年，陳適安（右）獲總統蔡英文（左）頒發公務人員傑出貢獻獎。

3_陳適安團隊在全球心律不整電燒治療領域，展現優秀的治療成效、研究能量與創新實力。（圖為2017年團隊成員在心房顫動電燒術二十週年紀念會後合影）

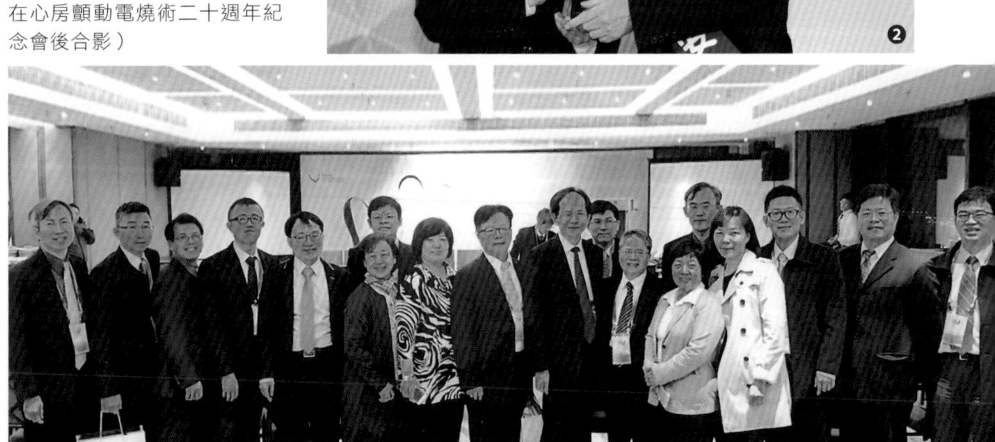

各國醫師競相來臺取經

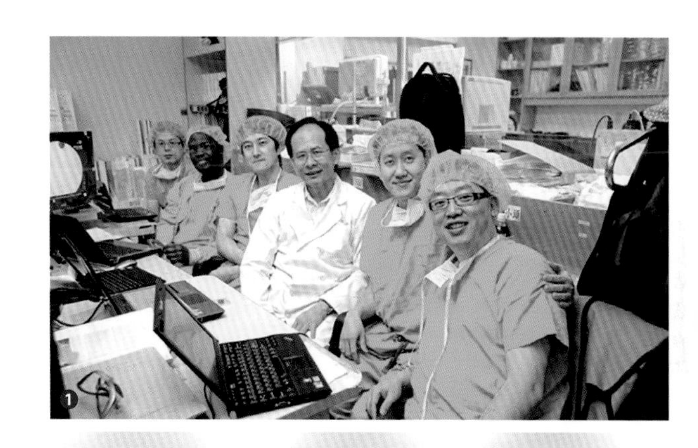

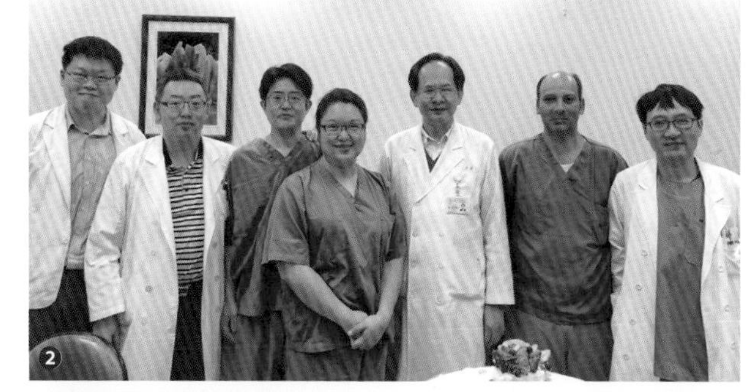

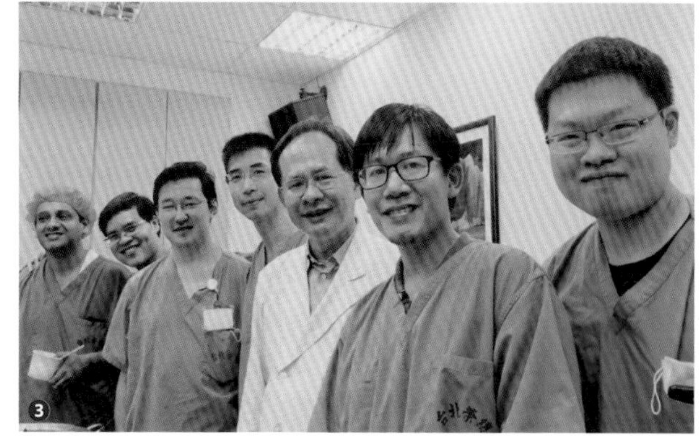

1_許多國家醫師都慕名來臺向陳適安（右三）學習。（左二為羅馬尼亞籍Ambrose Samwel、左三為日本籍Kazuyoshi Suenari、右二為印尼籍Beny Hartono）

2、**3**_因應各國研究醫師的背景不同，陳適安（右三）會量身打造適合的學習範疇，期盼他們學成返國後，對當地醫療有貢獻。（圖2右二為印度籍Rohit Walia、左四為菲律賓籍Abigail Te、左三為日本籍Shinya Yamada；圖3左一為印度籍Atul Prabhu、左二為越南籍Thao Khiem Nguyen、左三為蒙古籍Mungun-Ulzii Khurelbaatar）

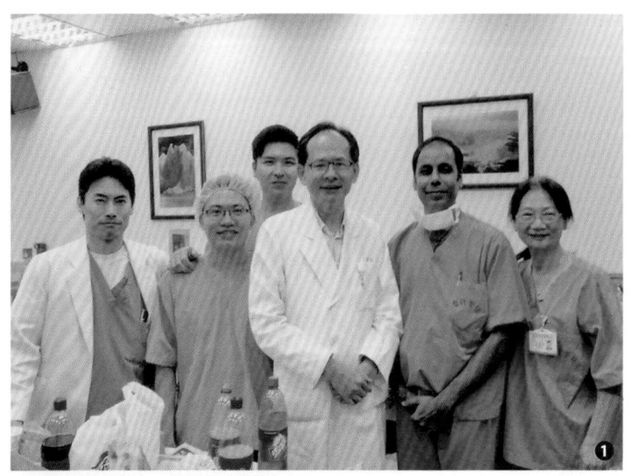

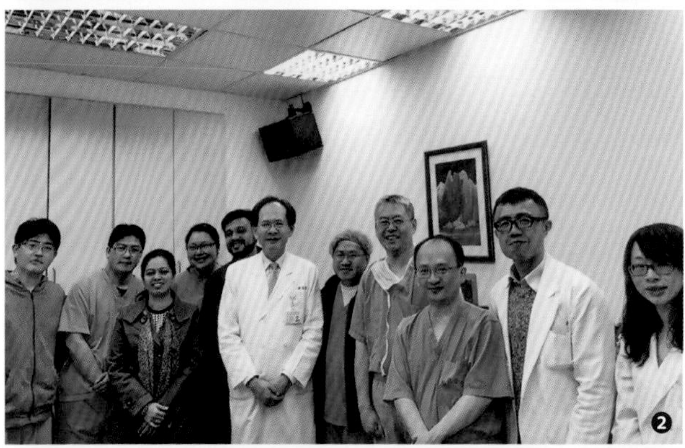

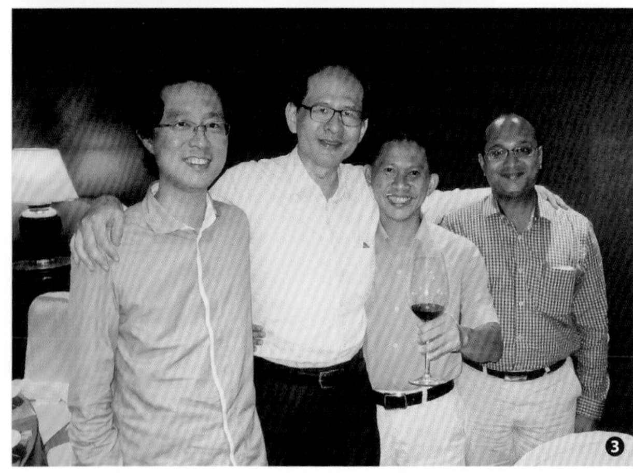

1、**2**_許多在本國就已是受人尊敬的醫師，仍來北榮從基礎工作中觀摩學習。（圖1右三、圖2左六為陳適安）

3_國際學生回國後，仍不忘在陳適安團隊的學習。（左二為陳適安）

APHRS AF training course
Dec 1-2, 2017

Education is not the filling of a pail,
but the lighting of a fire.

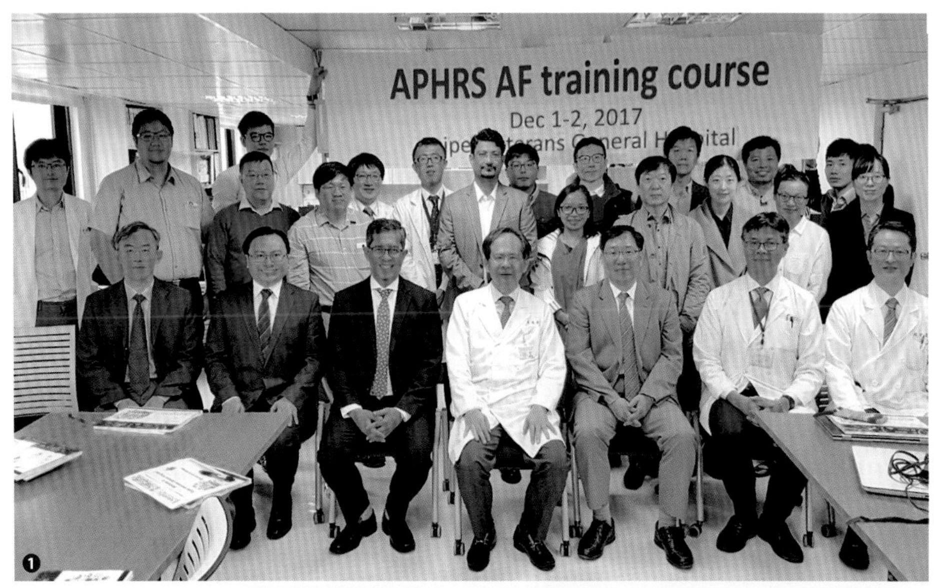

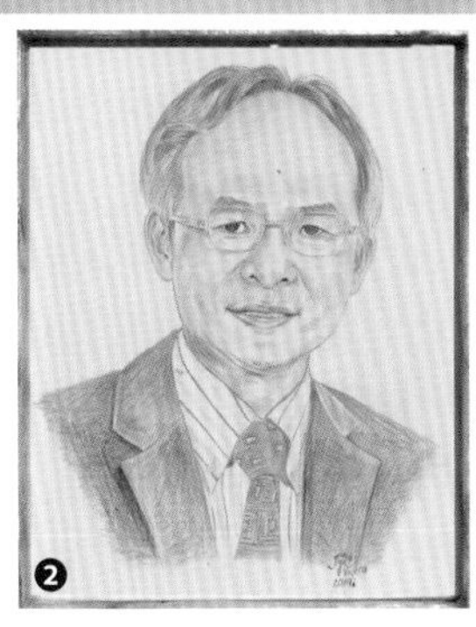

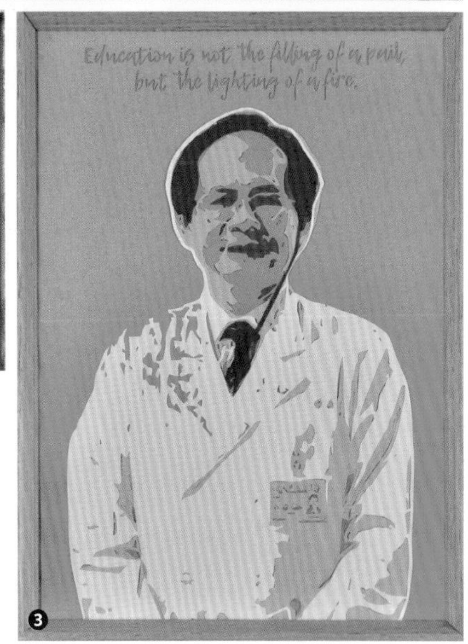

1_北榮心律不整團隊受亞太心律醫學會委託，每年舉辦許多研習課程，是亞太重要的心律不整訓練中心。（前排中為陳適安）

2、**3**_許多國外學生感念陳適安的教導，親手繪畫、製作紙雕，表達感謝之意。

匯集亞洲能量與歐美比肩

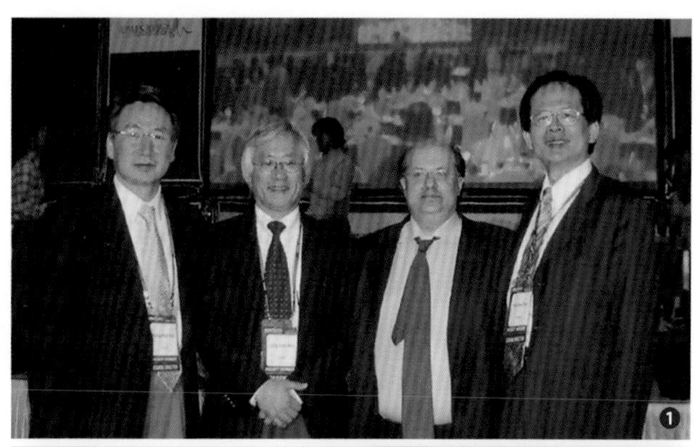

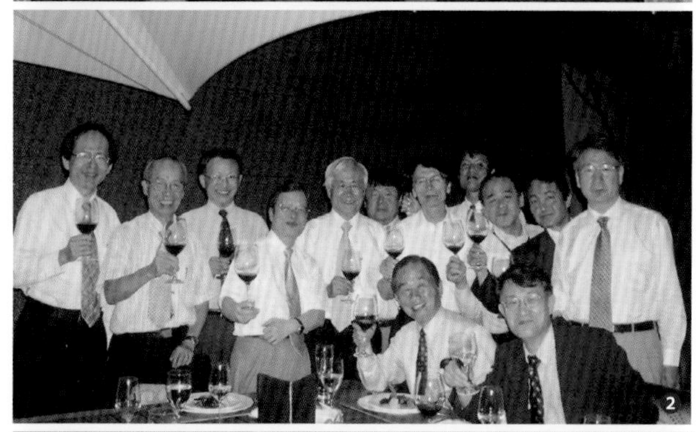

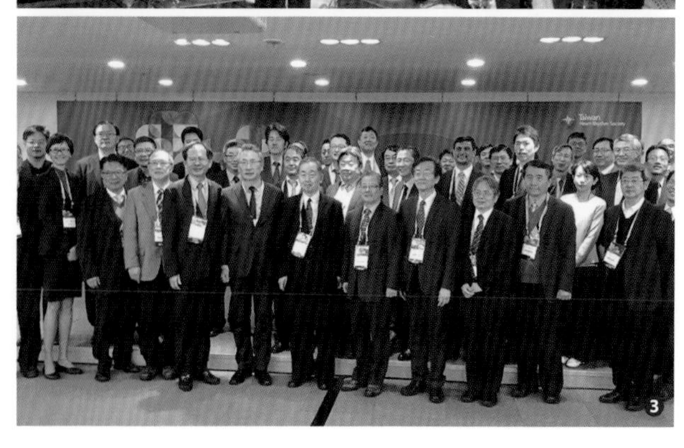

1_在陳適安（右一）與日本平岡政康教授、韓國金榮勳教授（左一）的努力下，2005年，第一屆亞太心房顫動研討會在首爾盛大舉行。

2_2009年，臺日韓聯合研討會於首爾舉行，三方持續建立緊密關係。（左一為陳適安）

3_2016年，舉辦臺日韓聯合研討會二十週年紀念學術會。（前排左四為陳適安）

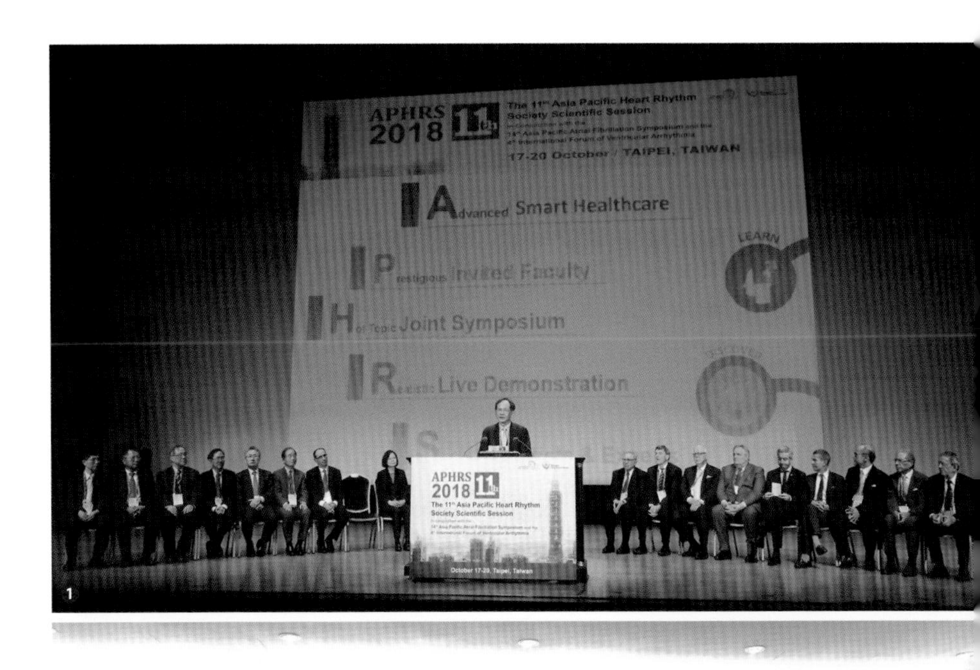

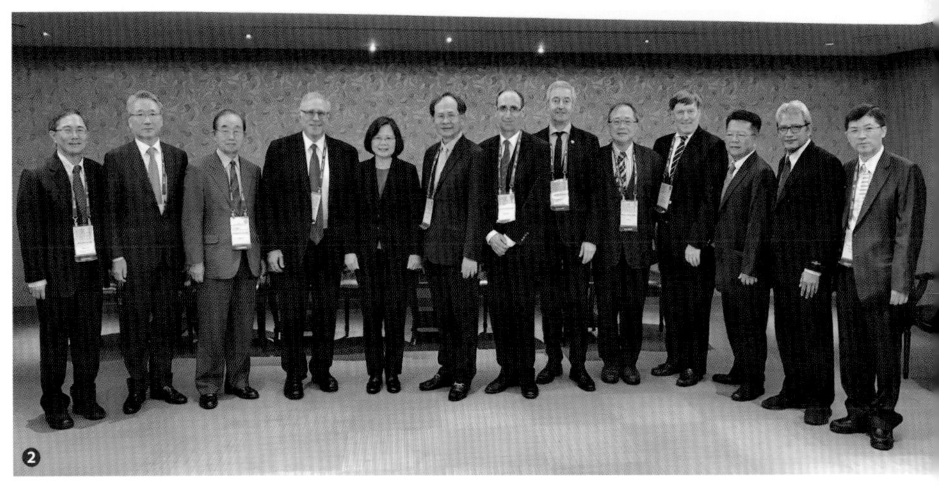

1、**2**＿2018年，第十一屆亞太心律醫學會學術會議在臺灣舉辦，三千多位專家學者來臺與會。（圖1左八、圖2左五為總統蔡英文；圖1中、圖2左六為陳適安）

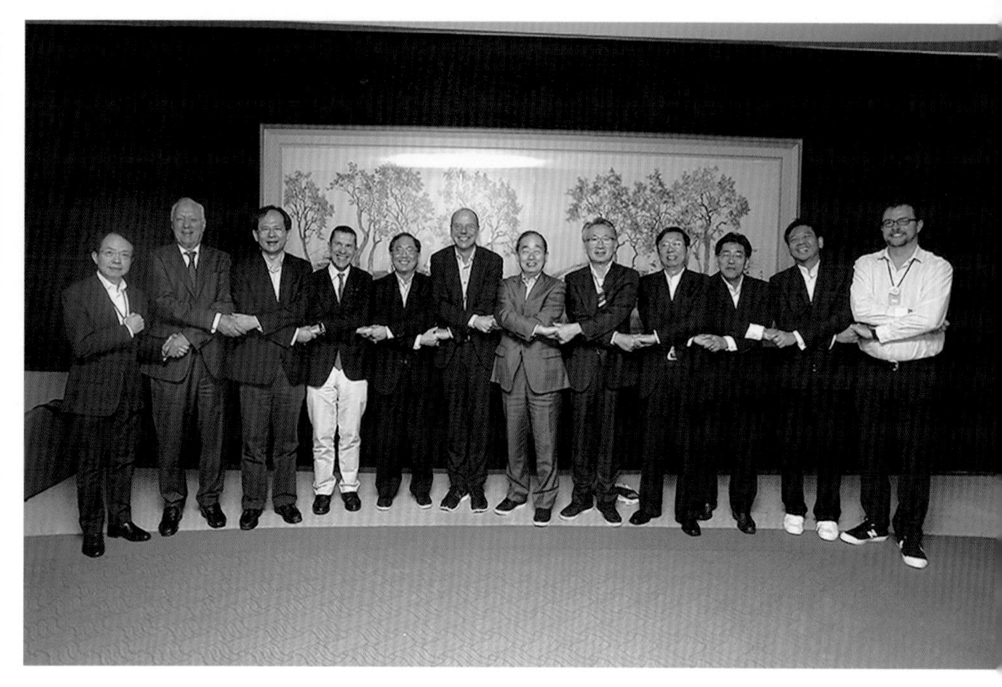

在陳適安（左三）與許多亞太各國心律不整醫師無私的合作下，促成亞太心律醫學會蓬勃發展。

推動篩檢，造福全球病患

引領全球、開創心世紀
心房顫動電燒術20週年
暨台灣萬人心房顫動篩檢結果發佈
Taiwan
Heart Rhythm Society

APHRS 2018 11th
「台北宣言」治療心房顫動，防中風
全球一起來！
2018年第十一屆亞太心律醫學會學術會議 暨 中華民國心律醫學會「台北宣言」發布記者會
主辦單位：中華民國心律醫學會
EHRA

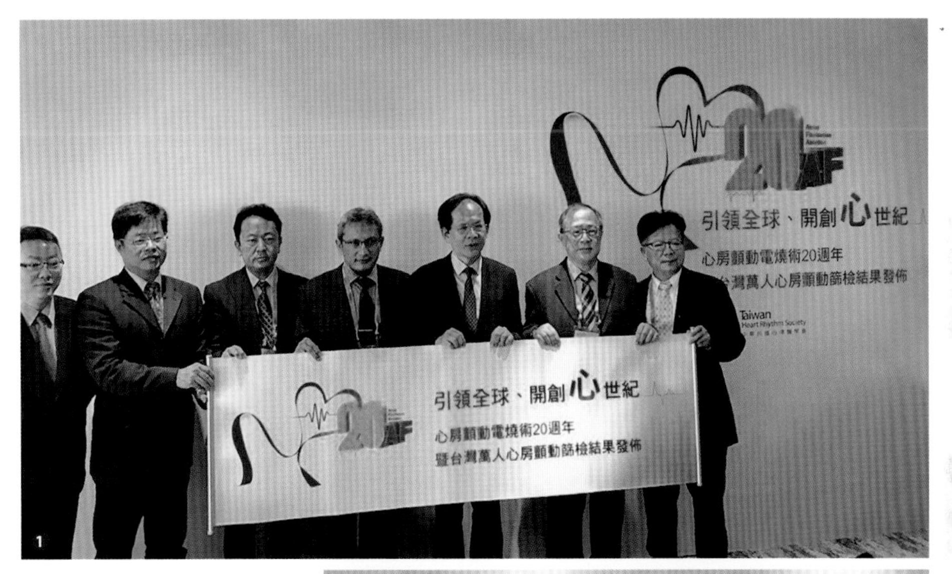

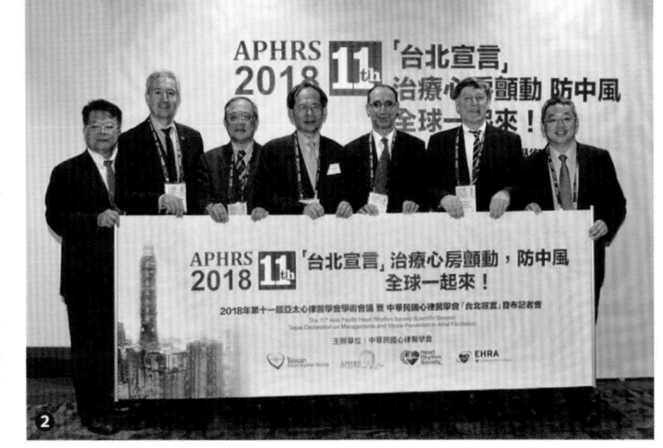

1_2017年，心房顫動電燒術二十週年紀念暨心房顫動篩檢結果發布。（由左至右：趙子凡、林永國、Satoshi Higa、Yoga Yuniadi、陳適安、陳勉成、鄭成泉）

2_2018年，亞太心律醫學會大會中，陳適安（左四）聯合美國心律醫學會和歐洲心律協會理事長，共同簽署並發布〈臺北宣言〉，呼籲全球治療心房顫動，預防中風。

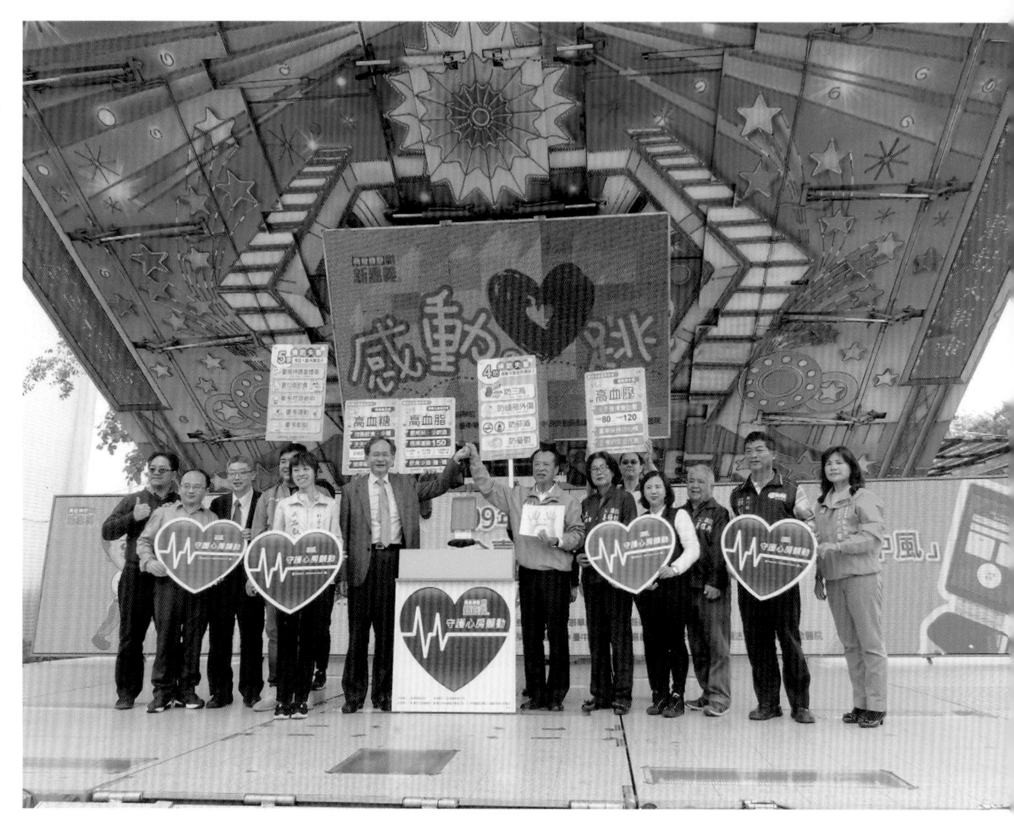

2020年，臺中榮總與嘉義縣政府聯手北中南心臟科專家，結合AI科技推動「全嘉心房顫動大篩檢」，要提前找出中風高危險群。（左六為陳適安、右七為嘉義縣縣長翁章梁）

放眼智慧醫療發展

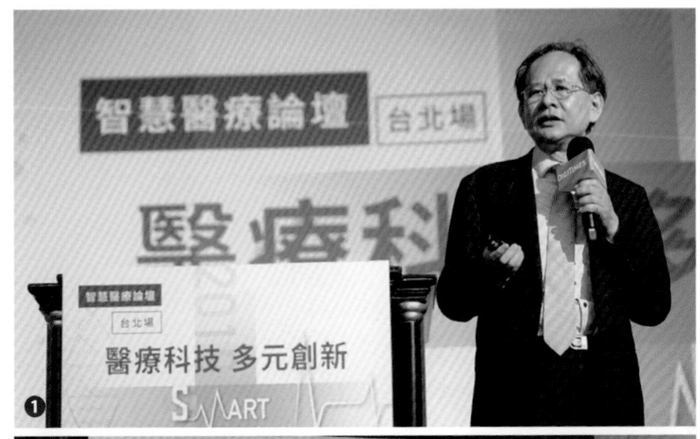

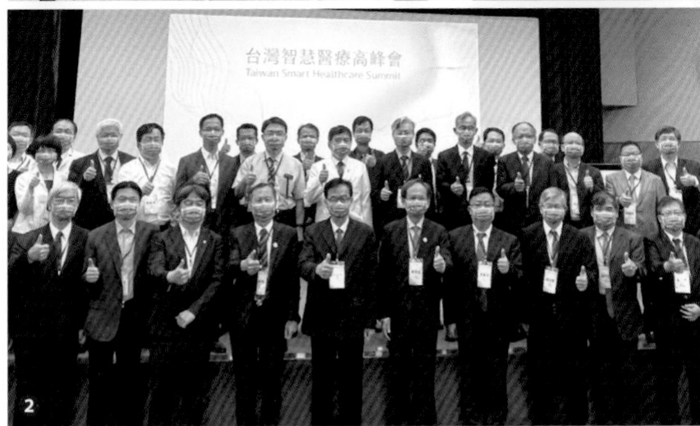

台灣智慧醫療高峰會
Taiwan Smart Healthcare Summit
許惠恒 沈宗荏 陳勝裕
王智弘 江明志 許深福 張嘉淵 郭萬祐 郭志峰
主題 1：醫療機構和科技產業如何共創雙贏 綜合討論

1_2019年，陳適安受邀至第六屆智慧醫療論壇，以「應用人工智慧打造高效能醫療照護組織」為題，分享經驗。

2、**3**_2021年9月，著眼智慧醫療的重要性，臺中榮總舉辦「臺灣智慧醫療高峰會」，邀請臺灣醫療、學術、物聯網領域大師，一起討論最新趨勢。（圖2前排右五為陳適安）

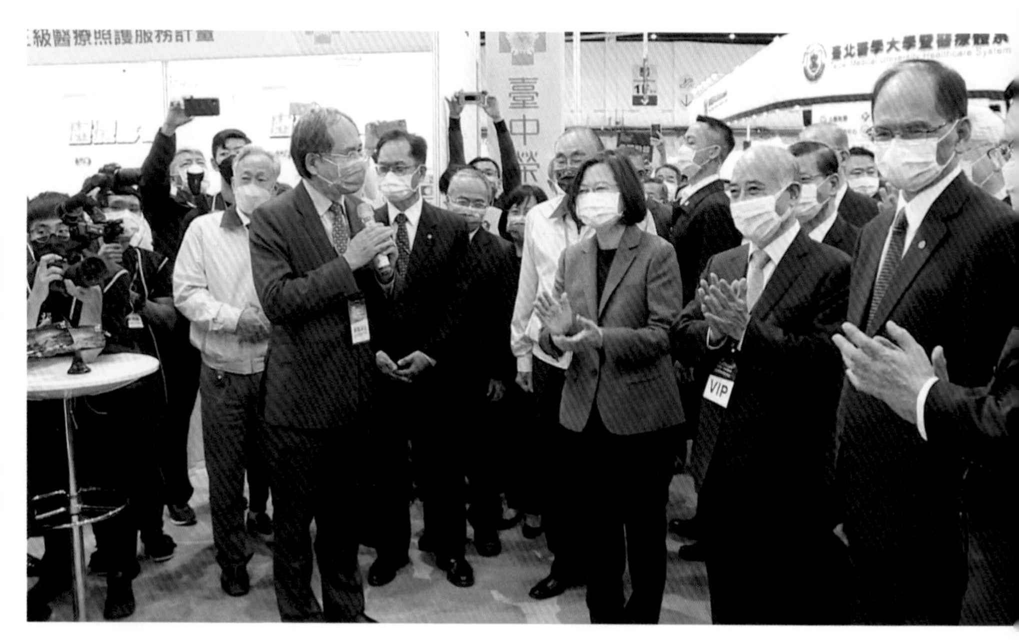

2021年臺灣醫療科技展中，陳適安（前排左）向蔡英文總統（前排左二）展示創新的5G、AR智慧眼鏡等遠距協同手術醫療平臺。

引領世界的心跳

心臟醫學權威陳適安和團隊的故事

陳麗婷、陳慧玲 著

目錄

第一部——挑戰

第二部——突破

第三部——引領

序

立足臺灣，引領世界

陳建仁 中央研究院院士

臺中榮民總醫院陳適安院長畢業於高雄醫學大學，我雖然未曾在高醫大就讀，卻曾與多位高醫大校長密切合作學術研究，也曾擔任高醫董事，並在二〇二〇年獲頒高醫大名譽博士。

二〇二一年我應邀至高醫大演講，與師生們分享杜聰明、馬雅各、蘭大衛、萬巴德、謝獻臣等多位臺灣醫界前輩的故事。他們在醫學、教育、研究、人文關懷上，都留下不朽的典範，我期望與大家彼此共勉、見賢思齊，而適安院長在心臟醫學的貢獻，堪稱「立足臺灣、引領世界」的楷模。

適安院長專精於電氣生理學，即使沒有出國留學，卻能站在國際舞臺，與國際大師並駕齊驅，甚至超越同儕，成為治療及研究「非肺靜脈異常放電的心房顫動」的最佳代表性醫師。他積極在全球各大醫院示範手術，協助各國家跨越心房顫動的手術門檻，嘉惠全球無數病人。

適安院長秉持踏實態度與創新精神從事研究，並能傾囊相授於國內外學生，他所帶領的研究團隊，發表論文的質量更是領先全球，在影像定位、大數據分析、自律神經、心律不整等研究領域，占有國際重要地位。

提升全球醫療技術

我在公共衛生的教學研究，以及擔任公僕服務民眾的經歷，讓我深刻體會到國際交流的重要。我有幸在美國海軍第二醫學研究所，師從畢思理博士學習B型肝炎研究，我們的研究團隊在慢性B型肝炎引發肝癌的論文，曾經是臺灣臨床醫學研究被引用次數最多的論文。當時的寶貴經驗，影響我努力從事跨國合作研究。

在對抗二〇〇三年的SARS與二〇二〇年的COVID-19，更是需要世界各國互相合作、人才交流、技術互通，才能有效控制疫情，因為沒有一個國家可以單獨對抗新興傳染病，「沒有任何一個國家是安全的，除非每一個國家都安全。」

適安院長無論在臨床醫學或學術研究上，都充分發揮國際交流合作的價值。他整合日、韓、星、澳等亞洲國家的學者專家，組成全球第三大的心律不整醫學會——亞太心律不整醫學會。匯集各方力量，交換最新醫療技術、增進研究深度、加強教育訓練，扶植能力較弱國家提升治療成效。

他更率領亞洲國家，密切與歐美的重要心律醫學會切磋，共同制定許多心律不整的治療準則，帶動全球心律不整醫療水準的向上提升。

臺灣地狹人稠，天災多而資源少，唯一的競爭優勢就是人才。適安院長的新書《引領世界的心跳》，見證了臺灣的醫療實力，一定可以激勵年輕醫療人才效法學習，努力成為臺灣未來進步的動力。

序

為臺灣、全球的健康努力

梁賡義 國家衛生研究院院長

二〇一〇年至二〇一七年，我有幸擔任陽明大學校長，為臺灣高等教育略盡棉薄之力，因此與當時在學校任教、任職臺北榮總的陳適安教授熟悉。

為了讓學生擁有良好的學習環境，我積極建構陽明大學與國內外研究機構的合作網絡。在國內，陽明大學就長期與臺北榮總合作，組成的榮陽團隊在腦科學、心臟醫學、高齡醫學等領域上，表現都屬世界級水準，其中，陳適安教授的團隊就是重要的成員之一。

跨出臺灣，陽明大學、臺北榮總也與約翰霍普金斯大學、華盛頓大學合作，致力培養國際化的研究型人才。身為世界知名心臟醫學專家的陳適安教授，也深諳作育具國際視野人才的重要。

數十多年來，他帶領團隊積極與全球頂尖的醫院、大學、醫學會交流合作，因為他深知，在這持續交換學術新知的過程中，不僅能讓臺灣與世界接軌，更能獲得不同的觀點，轉化為進步的動力。

一直以來，我除了期許自己，也不斷勉勵年輕人，從事醫學研究，我們追求的不是研究成果的發表，提升人類健康與福祉才是我們最終的目的。同樣的，陳適安教授也以此精神在診斷、治療、研究上不斷地突破與努力。

做為一個領導世界心律不整治療方法的醫師，他不藏私地到全球各國、各大重要心臟醫學會議，分享治療與研究觀點、示範心房顫動電燒手術的新方法，並教導全球五百多位心律不整醫師，想的就是要解決病人的苦，且若能提升全球心律不整醫療水準，就能帶給更多病人和其家庭希望。

陳適安教授秉持著對大眾生命的無私關懷及人文精神，值得學習，而描寫如此珍貴價值與影響力的一本書，也值得大家一讀。

序 鍥而不捨的醫者之路

陳時中 衛生福利部部長

心臟是人體重要器官，心臟的跳動維繫身體的血液循環，供給生存所需的氧氣及養分，協助移除代謝廢棄物，人體正常心跳為每分鐘六十至一百下，但若心臟電傳導系統異常，導致心跳太快、太慢、不規律等，就稱為「心律不整」，其中心房顫動是臨床上最常見的心律不整。

依據心律醫學會資料，全台灣約有二十三萬名心房顫動的病人，而且隨著年齡增加，罹病比率會愈高，在人口老化的趨勢下，成為不容忽視的問題之一。

心律不整早期係仰賴心電圖診斷及藥物治療，之後發展出心臟電氣生理學檢查搭配心臟電燒術治療，是對藥物治療反應不佳病人的一大福音，《引領世界的心跳》一書，就是描述對國內心房顫動診斷及治療技術發展功不可沒的專家之一，現任臺中榮民總醫院院長陳適安醫師。

教學、交流從不藏私

陳適安醫師從臺北榮民總醫院住院醫師，一路到臺中榮民總醫院院長，累積逾三十年臨床經驗。自擔任住院醫師起，在臨床服務之餘，即騰出時間鑽研基礎研究，每遇棘手醫療難題，都積極尋求解答，以利嘉惠更多病人。

在醫者的這條路上，因他始終秉持鍥而不捨的初衷，才會有突破發現，發展出獨步全球的診斷方法。

醫療技術的發展與突破，靠的不僅僅是個人，更需要整個團隊的合作及努力，陳院長也積極培育國內外人才，教學上從不藏私，並致力於提升國內外醫療技術水平，經常走訪全球，與各國專家互相交流、與世界各國分享醫療技術及專業知識，成就臺灣在相關領域的領導地位，令人敬佩。

本書彙整陳院長過去三十多年來與團隊共同經營成長的故事與大眾分享，除了可以了解國內心律不整治療團隊的發展脈絡，更能深入了解陳院長如何一步一步建立起難以超越的優秀醫療團隊，對國內外心房顫動診斷與治療的貢獻。透過本書，期望大眾對醫療人員在研究發展上的貢獻與努力，有更深一層的認識。

序

良醫典範，智慧醫療的開拓者

馮世寬 國軍退除役官兵輔導委員會主任委員

當臺中榮總的陳適安院長將他《引領世界的心跳》一書邀請我寫序時，我一口就答應了，能為揚名國際創立「心房顫動電燒術」的名醫著作寫序，我深感榮幸。

本書內容豐富寫實、文詞順暢，由引人入勝的楔子開始，就讓人愛不釋手地想一探究竟。

在他領導的團隊意外地發現「疑似非肺靜脈也會異常放電」，到創新以電燒診療極具效果，其中經過不斷地思索、假設、求證，歷經失敗不折不撓，終獲成功，其過程有如一部偵探小說。

當這個新穎的診治以「臺北方法」（Taipei Approach）躍上世界先進的醫學舞臺，那份榮耀與光芒，同時帶來了各界的挑戰，他以成功的案例、精闢的反駁，贏得美國約翰霍普金斯大學《國際心房顫動電燒術準則》第一章主筆的崇高榮譽。本書內容寫實精采之處不勝枚舉，請讀者們自行尋覓與享受吧！

最令我感動的是，他因工作過勞與疏忽造成脊椎變形，有終身癱瘓不良於行之慮時，躺在病榻上，猶請醫護人員將一位等待他動手術的老榮民，帶至他床前，側躺著給老榮民分析病情，並向他致歉，因病不克替他動手術，並告知已選了一位優秀的主治醫師代行，真是利他忘我的良醫典範。

陳適安院長除了是心臟權威，在臺北榮總時也是智慧醫療的開拓者，完成了「臺北榮總大數據中心」引入「臨床判讀系統」等。我們都期待他到臺中榮總再創佳績，帶領臺中榮總成為全方位的國際醫療中心。

序　不斷突破，創造更多生命的機會

陳適安　臺中榮民總醫院院長

二〇二一年，我剛到臺中榮總擔任院長時，每天早晨從大門口走到辦公室，都會經過一條有著四十年歷史的長廊。斑駁的地板、陳舊的玻璃、陰暗的光線，這條長廊，除了歷史的記憶，似乎只是一個想當然耳的存在，每個人行色匆匆。

後來，在臺中榮總同仁的齊心協力下，我們讓這條歷史長廊成為臺中榮總最美的一道風景，透過讓光線灑落在四季景色的用心，光與影投影下的腳步，慢行反思那些突破難關與創造生命奇蹟的日子裡，還有更多值得寫進人生記憶裡的感動。長廊如時光隧道般地連結著我們，繼續前行，為病人謀福祉。

沒有捷徑，只有努力

在這本書成稿之後，有些看過書稿的人跟我說：「要讓世界看見臺灣，真的不容易，但你做到了。」在心臟電氣生理學與心律不整治療的研究路上，我及團隊不只是讓世界看到臺灣團隊的表現，更讓世界敬仰臺灣團隊的實力。

過去三十多年，我們團隊在全球心律不整電燒治療領域，展現出驚人的治療成效、研究能量與創新實力，「臺灣自造，引領全球（Made in Taiwan, Lead the World）」是我們別在襟上的徽章，行過病苦生死的邊界、走上醫學研究的前沿，不論從哪裡來，也不論到哪裡去，都帶著這份榮譽與使命。

在團隊裡，我總是不斷提醒大家：「受別人質疑時，不能退縮，要找更多證據證明自己」、「沒有堅持、認真研究出的理論，就不會被印證成立。」

因為，唯有經過深入的研究、有了充足的準備，才能帶著堅定的意志、強壯的膽識，當著上千位全球醫學頂尖學者，與持反對意見的對手陣營力爭激辯。我與所有的團隊成員都非常清楚，我們要爭取的，不是自身的成就，而是突破當前醫學研究的盲點，讓新的理論被認同採用，讓更多病人能因此受惠。

這其中沒有捷徑，只有努力。

即使是做過數萬次的手術，我們在進行每一次電燒手術之前，都必須透過精密的心臟電氣檢查，深入測試研究異常放電的原因與部位，精準定位需要電燒的位置。因為，我們比誰都清楚，即使是差之毫釐的輕忽，都可能造成病人心臟的嚴重損傷，危及生命。

「要找到異常放電的位置，才能精準出手。」這是我長期從事臨床治療中堅持的原則，加上團隊高度紀律的執行力，成功拯救無數受心疾病痛之苦的病患。

在每一個離開實驗室、抬頭看到月亮的夜晚，走在路上，我們心裡想的，是等著我們的都是需要幫助的病人，是我們肩膀上的責任。

也因此，這本書所寫的不只是我們，也是許多病人的未來，記錄下這些年的過程，不只是一段歷史，因為每一次的突破，都是生命的機會，更希望能分享這個來自臺灣的團隊，心裡想的不僅是臺灣，而是可以為世界上更多的病人與家庭帶來生命重生的希望。

一起站上世界舞臺的團隊

對我個人而言，超過三十年的歲月，有機會培養出一個這麼好的團隊，與我一起站上世界的舞臺，是我的榮幸，而這樣的一個團隊，不再只是單一門派，而是已經開枝散葉到許多不同的醫療機構，甚至是飄洋過海到其他國家，幫助更多需要幫助的人。

讀完整本書的初稿，我在腦海中靜靜回想過往的那些時刻，想起一手帶出的學生第一次出國參與會議的情景，想起我拿起行程表，幫他們勾選要去聽的會議題目，幫他們看機票、擔心他們轉機轉丟了，擔心他們好不容易爭取到出國機會，卻沒有學到新的知識回來。

想起有些飄洋過海來學習的醫師們，帶著離鄉背景、水土不服的辛苦，但又那麼認真努力地學習，有時約他們一起吃飯，挑一個他們喜歡的餐廳，看到他們開心的笑容，不只溫暖了他們，也溫暖了我。

前進的重要支柱

「臺灣自造，引領全球」這是我們團隊的驕傲，也讓我深深感恩這一路上曾經幫助過我們的人，其中包括許多的技術人員與護理人員，他們是我們一路前進的重要支柱，沒有他們專業負責的技術支持，就不會有高水準的臨床醫療研究。

我也要感謝每一個團隊成員的家人，因為他們的理解與包容，讓我們得以專注奉獻在臨床治療與研究上，當然，這其中也包括了我的家人，我的太太與孩子。

我要特別感謝我的妻子，謝謝她一直以來對我的信心與陪伴，感謝家人的支持，我才能從臺灣一步一腳印走向全世界。謝謝你們。

好雨知時節，潤物細無聲。在臨床醫療與科學研究的這條路上，許多新技術開發與研究仍在向前推進中，培育新一代團隊人才，落實未來醫療願景，是我會繼續努力的方向，在眼前展開的這些路，會讓我們走得更長遠。

楔子
源自臺灣，引領世界

「對，這個點，燒！」

二〇二〇年十月，臺北榮民總醫院（簡稱北榮）心導管室裡，三、四位主治醫師、總醫師，目不轉睛地緊盯著心臟電氣生理訊號記錄螢幕，和立體定位儀的2D、3D影像，觀察導管在患者心臟裡偵測到的異常放電位置，並且透過麥克風，向隔著一道玻璃牆的手術室發號施令。

手術室裡，執行電燒術的主治醫師穿著鉛衣，將電極導管從病人鼠蹊部的股靜脈放入，慢慢往上推，經過右心房，穿過心房中膈，到達左心房，並傳送微小的電刺激，誘發心臟不正常的節律出現。

心臟電氣生理訊號傳送到控制室的記錄螢幕和定位儀，經過主治醫師判讀，精密定位出亂放電的起源點後，便立刻通知執行電燒手術的醫師，以導管前端的電極加熱破壞組織，使心律不整的症狀消失。

今天接受手術的病患，是名六十多歲的男性，因為心房顫動引發嚴重的心律不整，又有心血管疾病的家族史，若不積極治療，判斷心臟衰竭及中風的機率很高，所以安排他接受電燒手術。

手術室與控制室兩組醫護人員，包含主治醫師、總醫師、麻醉師、放射師、護理師，加起來共有六、七位，在他們全神貫注、合作無間的努力下，經過四個小時，手術終於順利完成。

獨步全球的臺北方法

不過，這次的電燒手術成功，除了北榮心律不整團隊的高明技術和努力，還有一個「看不見的功臣」，那就是心臟內科權威陳適安獨創的心房顫動電燒術「臺北方法」（Taipei Approach）。

「臺北方法」最早由美國心律醫學會（Heart Rhythm Society, HRS）開始提及，後續多個國際醫學會也都以「Taipei Approach」、「Taipei Method」為主題，邀請陳適安演講或示範手術。

此方法不但解決了讓全球心臟科醫師頭痛的非肺靜脈異常放電點鑑別診斷，也提供了心房顫動電燒手術的新策略。

北榮自從採行這套手術方法，已幫助數千名病患根治了心律不整的症狀，重拾健康的生活。

名副其實的臺灣之光

也因此，當美國、歐洲、亞太等心律醫學會，著手制定心房顫動治療準則時，負責統籌的美國約翰霍普金斯大學心律不整科主任休伊．卡爾金斯（Hugh Calkins），便邀請陳適安擔任《國際心房顫動電燒術準則》二〇〇七年、二〇一二年、二〇一七年三個版中，第一章心房顫動機轉的總主筆。

此外，至少有二十九所國外醫學中心，邀請陳適安與北榮團隊去示範手術及教學，還有十九國、七十二個醫學中心的五百多名醫護人員，慕名來臺向他學習，是真正的臺灣之光。

當然，正如同所有的勵志人生，成績、成就、成功都不會平白從天上掉下來，這一位「源自臺灣，引領世界」的國際級大師，也是從面對重重挑戰開始。

時間拉回三十多年前……

第一部

挑戰

一位臺灣培育養成的醫師，
如何站上國際會議的殿堂，
發表突破全球的新發現，
面對世界權威的質疑，
毫不畏懼，挺身捍衛。

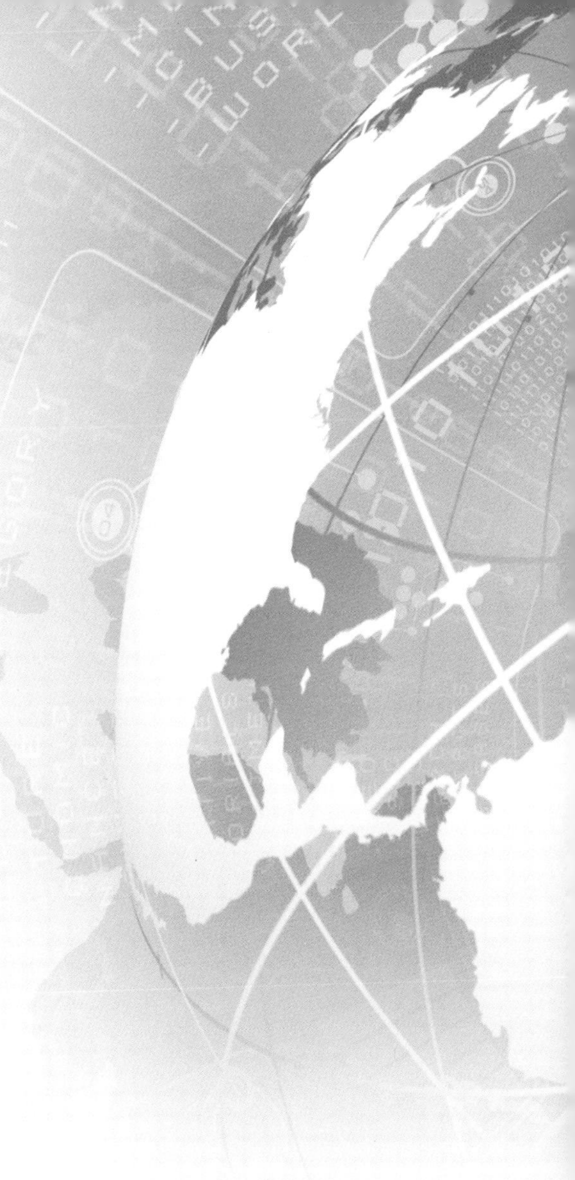

第一章
先行者的勇氣

先行者，注定會遇到許多難關，承受許多不解，甚至是被批評與攻擊。但是，「想要解決問題」的強烈企圖和信念，可以支持他們克服一切。

在醫療劇裡，常常出現一個場景，有人忽然昏迷倒下，醫護人員衝上前去急救，第一個動作就是伸出兩指，往病人頸邊探去。而看劇的觀眾也都一眼就明白，這是在確定病人是不是還有心跳。

畢竟，心跳是人最重要的生命徵象，生死攸關。

正常人的心跳，是非常規律的，有穩定的節奏和速度，一般在一分鐘內跳六十至一百下之間，跳太快、跳太慢、多一拍少一拍，或者隨便亂跳，通通不行，統稱為「心律不整」（arrhythmia）。

心律不整的人，會有心悸、胸悶、胸痛、呼吸急促、頭暈、疲倦等不舒服的症狀，影響到日常的生活；嚴重的話，還會引發病人暈厥昏倒、中風、休克，甚至猝死。

被治療方式耽誤的「花瓶」

診斷心律不整，通常會使用心電圖，或者電氣生理學檢查兩種方式。不過在早期，心電圖是主流，心臟電氣生理學檢查儘管精確度高出許多，卻並不受歡迎，甚至被戲稱為「花瓶」。

這是因為心臟電氣生理學檢查是一種侵入性的方法，要用心導管技術，置放多條電極導管到心臟裡，透過電流刺激心臟來引發心律不整，記錄心臟內電氣傳導的變化，找出不正常的電流傳導路徑。但是受限於治療方式，即使發現問題在何處，也僅能讓病患長期服藥控制。風險高又沒有積極療法，自然少有人願意接受這種診斷方式。

然而，治療心律不整的藥物可能發生心悸、胸悶、胸痛或呼吸不順暢等副作用，且仍有一〇%～二〇%患者即使忍耐副作用，持續服藥，心律不整仍會發作。

心臟電氣生理學大有學問

很早便決心投入心律不整領域的陳適安，對於心電圖無法精確判斷心律不整起因，以及藥物治療效果不佳，無法根除病人痛苦的情況，一直很不以為然。因此，他把目光投向一直有高度興趣的心臟電氣生理學，認為其中有許多學問，倘若積極研究，未來一定會有所突破，帶給病人更安全有效的治療方式。

果然，當心律不整發展出電燒治療方式，心臟電氣生理學便一躍成為更重要的角色。

當時的醫界，早已知道心律不整的起因，是心臟電流傳導功能異常。心臟有四個「房間」：右心房、右心室、左心房及左心室，正常規律的心臟跳動，是由右心房一個特殊區域「竇房結」（sinus node）放出電流，使心房收縮，再經由傳導路徑傳導到心室，引起心室收縮。

而心律不整，就是這個傳導過程被各種因素擾亂了，例如竇房結無法正常放電，或者傳導路徑無法將電流傳到整顆心臟，也可能是出現了其他的放電點或傳導路徑等。

心臟電燒術的開展

於是醫界開始思考，既然進行心臟電氣生理學檢查時，已經要放入偵測導管，尋找不正常的傳導路徑或異常放電的病灶，那麼，能不能再進一步，通過電流導入，讓前端金屬電極片發熱，燒灼掉心律不整的病灶區域？

心臟電氣燒灼術，就這樣發展開來。

早期電燒術的治療範圍，以「陣發性心室上頻脈」（paroxysmal supraventricular tachycardia）為主要範疇，兩大始祖分別為美國瓦倫・傑克曼（Warren M. Jackman）教授及德國卡爾海因茨・庫克（Karl-Heinz Kuck）教授。到一九九六年時，電燒術治療成果已經非常卓越，而且復發率低。

而臺灣，則是由時任北榮心臟內科主任的張茂松醫師，於一九八七年邀請在美國研究心臟電氣生理學已具學術地位的黃水坤教授，返臺任客座教授，研究用輻射波頻能量，經由心導管燒灼心律不整病灶，並於一九八七年十二月三十日，在北榮心臟內科完成亞洲首例無線電波頻率電燒術。

當時參與此項創舉的，包括張茂松、戴德炎、侯榮原、林超、羅鴻彰、陳適安等多位醫師。

之後數年，心臟電燒術在全球快速發展。至此，心臟電氣生理學檢查已不再是花瓶，反而在偵測、定位及治療上，具有舉足輕重的關鍵地位。

難纏的心房顫動

不過，醫界很快就遇到了瓶頸。

幾年過去了，透過導管定位與電燒術，還是僅能解決引發陣發性心室上頻脈那多出的一條傳導線路，但是對於心律不整中最常見也最難纏的「心房顫動」（atrial fibrillation），依然束手無策。

根據國內外臨床醫學統計，六十五歲以上族群的心房顫動發生率約五％～七％，若以總人口來說，則為一％～二％，且無症狀患者約占三分之一，一旦發作，引發中風的比例是一般人口的五、六倍。

早期心臟外科以「迷宮手術」（maze surgery）治療，針對同時患有瓣膜性心臟病及心房顫動的患者，在心肌上用電燒或手術刀製造「疤痕組織」，由於疤痕不導電，便可以阻斷不正常的電流訊號傳遞，回到正常的傳導路徑，讓心律恢復正常。不過，迷宮手術必須開胸剖心，患者所受的創傷大，手術時間長、風險也高。

難以定位的異常放電點

在陣發性心室上頻脈電燒術普遍施行之後，國際的心房顫動專家也曾嘗試利用迷宮手術的原理，以心導管來進行電燒術，製造疤痕組織，但是因為尋找及定位異常放電點十分困難，導致手術時間長達十幾個小時，且併發症更多。

最大的原因是，引發心房顫動的異常放電點，每一位患者可能都不同，來源點多且千奇百怪，非常難以定位。更有些患者，怎麼找都找不到異常放電點在何處，讓醫師傷透了腦筋。

因此，各國專家磨刀霍霍，企圖找出更快速、更有效的方法。在北榮心臟內科擔任主治醫師的陳適安，更是積極投入心房顫動電燒術的研究。與此同時，另一位致力研究相關領域的，是法國波爾多大學的教授米歇爾・海薩吉爾（Michel Haïssaguerre）。

當時，國際心律不整的電燒領域，尤其是心房電燒的技術與論文發表，即是以陳適安及海薩吉爾為兩大陣營。

震撼全球的新發現

陳適安利用心臟電氣生理學檢查，觀察電氣波形、訊號形狀及頻率，企圖更精確且快速地找到異常放電的心肌組織。

就在陳適安持續累積案例時，海薩吉爾在國際四大醫學期刊之一的《新英格蘭醫學雜誌》（*The New England Journal of Medicine*）發表了一篇論文。

他發現，「肺靜脈的不正常放電，是心房顫動的主要來源，而且針對此處電燒後，部分患者確實不再復發。」

這個發現和陳適安的研究大部分不謀而合，在海薩吉爾的研究見刊兩、三個月後，陳適安也在影響係數約二十九分、心臟學第一名的期刊《循環》（*Circulation*）發表了論文。

法國、臺灣陸續發表的研究，確認了導致心房顫動的不正常放電起源點，主要不是心臟壁，而是和左心房相接的四條肺靜脈，這個結果震撼了全球，也讓心房顫動電燒術露出一道曙光。不過，許多國際專家仍然質疑，為什麼肺靜脈細胞會收縮跳動、會放電，甚至不正常放電？

所以陳適安沒有止步於此，他希望透過進一步的研究找出答案。

挑戰沒人做過的研究

當時陳適安的學生陳亦仁（現任臺北醫學大學教授、萬芳醫院心臟內科專任主治醫師）雖然已離開北榮，但因為考上陽明大學（現與交通大學合併為陽明交通大學）博士班，正在思索適合的論文題目，與陳適安討論後，他決定朝「分離肺靜脈上的心肌細胞」為研究方向。

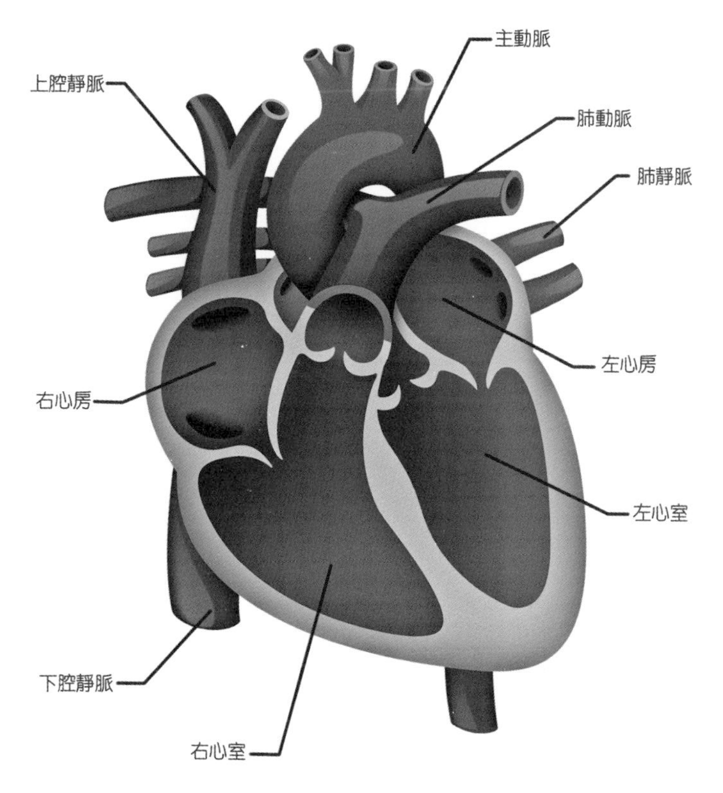

心臟結構示意圖

這個研究的最終任務，是釐清為何這些細胞會引發心律不整。「這是一項非常困難的任務，全世界沒人做過，」他說明，這是非常重要的論點，因為之後逐漸發現多數心律不整是從肺靜脈發出的。

因為研究的困難度高，指導教授林正一（前國防醫學院生理學科教授）特別安排了幾位曾分離過心臟細胞的助理協助他操作，卻一直無法成功。

陳適安知道後提醒陳亦仁：「你試著親手操作看看。」

對一個沒做過實驗的臨床醫師來說，這等於是從頭開始，但陳亦仁硬著頭皮接下任務。回憶當年，他不禁嘆息：「一開始做，真的很不順利。」

某天，林正一拿一篇論文給陳亦仁參考，上面提及如何在胃中分離出節律細胞。這個訊息激起了他的鬥志，「胃的節律細胞都能分離出來，為何肺靜脈的心肌細胞不能？」

陳亦仁嘗試運用那篇論文的方式，與陳耀昌博士（現任國防醫學院生理學科教授）一起合作，加以調整與改進，取出狗與兔子的肺靜脈，並且將血管內層翻出，利用小技巧將其結締與纖維組織敲碎，讓細胞游離出來。

證實肺靜脈也會異常放電

一九九九年十一月，他終於成功了。

陳亦仁滿心歡喜地去告訴陳適安：「老師，細胞已經分離出來了！」他以為老師會跟他一樣高興，沒想到陳適安只是平靜地說：「那你可以繼續做實驗，證實這些細胞的特性。」

雖然當下感覺挫折，但陳亦仁認為，這就是陳適安與眾不同的地方。

陳亦仁花了六個月時間，分離出全世界第一株肺靜脈細胞，也證實肺靜脈中確實夾雜許多心臟細胞。也就是說，心臟的組織層深入到肺靜脈血管中。他從分離出來的肺靜脈細胞繼續研究，發現它會跳動，同樣有不正常放電的情形，「這就是肺靜脈會引發心律不整的最好證據。」

剛好那時有心律不整細胞實驗的專家，加拿大的安德烈・納塔利

（Andrea Natale）教授來到北榮參訪。原本質疑這個論點的他，透過顯微鏡觀察到這個現象，才相信肺靜脈確實會跳動，立即給予肯定，甚至半年後也發表了類似的研究。

「老師的眼光很銳利，」謝敏雄（現任臺北醫學大學教授、萬芳醫院內科部主任）認為，陳適安見解獨到，可以看出研究題目的潛力。

一關接著一關

謝敏雄在一九九六年成為總醫師，進入陳適安團隊。這時期，他與蔡青峰（現任中山醫學大學副教授、中山醫學大學附設醫院心臟內科主治醫師）花費不少時間，投入心房等解剖學研究。

雖然確認肺靜脈異常放電是心房顫動的主要來源之後，心房顫動電燒術向前躍進了好大一步，但立刻又面臨一項技術難關——心房中膈穿刺術。

為了將肺靜脈發出的異常電流隔絕在左心房之外，電燒術的目標，便是在肺靜脈連接左心房的開口，燒灼出一圈環型疤痕，阻卻電流傳導。

而電燒導管進入左心房最好的方式，就是將導管從患者鼠蹊部的股靜脈穿入，往上推進到右心房，再進到左心房。因為左右心房中間隔著心臟中膈，必須先做穿刺，導管才能從右心房到達左心房，記錄電氣訊號，並進行電燒。

定位更精細的祕訣

不過，中膈穿刺的技術複雜、危險性高，若是沒有精細的操作，穿刺中膈的針，容易將心房壁扎破，引起心包膜填塞的致死併發症，因此手術過程充滿風險。

正巧，一九九七年，印度醫師布拉卡什（V. S. Prakash）來北榮向陳適安學習。那個年代，印度許多孩童上呼吸道感染，卻未使用抗生素妥善治療，可能因此成人後罹患風濕性心臟病，導致二尖瓣狹窄。治療二尖瓣狹窄時必須運用到中膈穿刺方法，布拉卡什在印度每年操作兩百檯穿刺手術，已經非常熟練，十五分鐘內便能完成。

布拉卡什在進行穿刺術時，X光透視角度使用的是左斜六十度、右斜三十度，和北榮原本採取的正面九十度及側面三十度相較，可以把心臟中膈位置定位得更細緻，看得更清楚，操作起來自然更容易。而他也大方地將這個祕訣教給北榮團隊。

只是，定位的工具仍然有些不便。

當年不像現在，能夠直接在電腦螢幕觀看影像資料，患者的影像資料都是一卷一卷的膠卷，醫師測量肺靜脈開口等位置時，要像放電影一樣，將膠卷投放在螢幕上，再拿尺用手工量測，可以想見，精確度必定不太夠。

回想起心房顫動電燒術發展前期遇到的一個個難關，謝敏雄無限感慨，「要當先驅者，就必須承受許多批評，」他說，早期醫界認為心房顫動屬於良性疾病，不需要積極治療，更不需讓患者承擔中風風險來接受治療。

當時沒有人想到，心房顫動電燒術後來會成為常態性手術，且隨著技術的提升及藥物的使用，已讓手術主要併發症風險大幅降低到一％以下。

肩上責任更重了

隨著北榮心房顫動電燒術的技術逐漸成熟，陳適安也更加受到世界心律不整領域的矚目，經常受邀參與國際研討會，以及遠赴各國演講、示範手術，在臺灣更有許多患者慕名前來，希望接受心房顫動電燒術治療。

然而，陳適安領導的心律不整團隊，不但不因此自滿，反而覺得肩上的責任更重了，因為在累積愈來愈多手術案例之後，他們也發現了目前手術仍然無法解決的問題。

於是，團隊更加細心治療患者，更加巨細靡遺地記錄、分析每一筆資料，為每位患者建立一份厚厚的資料夾。他們知道，這些資料就是日後重大突破的扎實基礎。

第二章

全球第一的突破

率先提出心房顫動來源的新起源點，陳適安在全球心律不整界掀起軒然大波，遭到嚴詞反駁。但他相信自己、相信團隊，因為那是經過反覆驗證、千錘百鍊的結果。

「非肺靜脈區域是心房顫動異常放電的另一主要來源。」全球第一個提出這個理論的醫師，是陳適安。

這是繼確定「肺靜脈是產生心房顫動的主要來源」後，團隊又一個重大突破。

就在國際間普遍接受，導致心房顫動的異常放電處主要在肺靜脈，並開始在肺靜脈和左心房接口處電燒之後，卻有許多患者在手術後又復發。當時，國內外大多數醫師都認為，應該是原本的電燒處再度產生不正常放電所導致。

可是，陳適安在研究諸多病歷之後，卻覺得這個說法似乎過於簡單。會不會有別的可能性呢？這個疑問一直存在他心中。

來自上腔靜脈的異常電流

這一天，陳適安和學生戴慶泰（前陽明交通大學教授）、蔡青峰，以及當時的高雄榮總心臟內科主治醫師邱春旺等人，聚集在北榮的心導管室裡，為患者進行心房顫動電燒術。那時高雄榮總還無法執行心房顫動電燒術，因此邱春旺將一名患者轉至北榮，並到現場學習。

這位病患從早上十點就進入心導管室，眼看著已經傍晚了，負責定位的蔡青峰仍搜尋不到異常放電的位置。

要找到異常放電位置難度確實很高，他們依照既定的方法，先讓電極導管釋放微小的電刺激，誘發心肌異常放電。大家分工合作，有的醫師在手術室內負責控制導管和電燒，有的則在控制室監測數值，一雙雙眼睛緊盯記錄螢幕，絲毫不敢鬆懈。

突然在晚上八點多，訊號記錄儀器接收到異常放電的訊號了，只不過這個位置讓所有醫師驚訝得睜大了眼睛，紛紛懷疑會不會只是雜訊？

因為儀器顯示，異常電流來自與右心房相接的上腔靜脈，而非原本預期的，與左心房相接的肺靜脈。

當時正是團隊一員的林永國（現任臺北醫學大學副教授、萬芳醫院醫務部主任）記得很清楚，這名患者的上腔靜脈有非常雜亂且快速的訊號，而心房、肺靜脈等處則一切正常。

蔡青峰解釋，當時大家已經了解，不正常放電的來源可能有很多，甚至國外也有文獻記載，早在一九七九年左右，就在動物實驗中發現心房顫動來源可能來自上腔靜脈，不過這個研究並未受到醫界重視。

發現意外的價值

「這個地方怎麼會有訊號？」蔡青峰回憶，當時眾人都對這個現象很不解，但是偵測訊號卻清清楚楚地顯示，心房顫動來源不是肺靜脈，也不是右心房的心臟壁，而當導管更往上推時，與右心房相接的上腔靜脈，確實不斷傳來明顯的顫動訊號。

陳適安立即判斷，這些訊號應非雜訊，他指示針對此處電燒，顫動果然停止了。陳適安認為，這名患者的狀況可能並非單一事件，或許早期動物實驗的結果也會出現在人類身上。

這項突破性的發現，讓團隊十分振奮，但個性謹慎的陳適安同時也保持懷疑，「怎麼會在肺靜脈以外的地方，會不會是哪裡搞錯了？」

蔡青峰說，許多的「意外」會被忽略，但用心、細心的人，往往能找出意外的價值。

沒有跨越不了的障礙

想要證明對錯，就要有更多病例。陳適安要求團隊，日後監測心房顫動的範圍，不能局限於肺靜脈，而要擴大至包含上腔靜脈、下腔靜脈、冠狀靜脈等的非肺靜脈。

當時，全國僅北榮和林口長庚醫院可以執行心房顫動電燒術，許多醫院都把這類病例轉往北榮。因此，病例很快累積到一百個，讓這項發現愈來愈明確。

說起來似乎很簡單，其實定位的程序非常複雜，整理分析這些資料，忙翻整個陳適安團隊。

接受手術的病患，要先誘發顫動，才能判斷訊號由哪個部位出來。光是等待誘發，往往就耗費了很長時間。

「那時每個病患至少要花八至十小時，」陳適安回憶，團隊接到的轉送病例，通常是服用一到兩種藥物無效，而且病情嚴重、複雜度高，才會選擇手術。那時候沒有立體定位系統，也沒有心房顫動教科書可以依循，全靠自己摸索，學習門檻相對於現在高很多。

不過，對陳適安帶領的團隊來說，沒有跨越不了的障礙。

從基礎做起且要融會貫通

陳適安要求團隊從基礎做起。那是各項儀器尚未發達的年代，一整疊厚厚的頻率圖紙，每一個波頻曲線的頻率間距，都必須拿著尺以手工測量。

更困難的是，訊號圖是平面的，心臟卻是立體的，醫師必須不停測量及運算每一個波段的距離，並搭配X光片，在數分鐘之內，就要將紙上訊號在腦中自行轉化為3D的心臟心房位置，推斷出可能的異常放電點。

倘若不是對電氣生理學瞭若指掌，同時具有如建築師般的立體圖概念與數學運算技術，很難如此快速反應。

除此之外，手、腦也要密切配合，手中操控的導管已經到了哪個位置？何時要轉彎？位置是否正確？每一次動作都要在腦中模擬出清楚的影像。

蔡青峰說：「如果沒有良好的物理與數學基礎，或者沒有將心臟電氣生理學徹底融會貫通，腦中很難有影像的概念。」

陳適安日後曾在中國大陸為一個罕見病例示範電燒術，正常人的心臟在左邊，這名心律不整患者的心臟卻在右邊，整個影像顯示是相反的。

一同前往的謝敏雄回憶，陳適安說，只要將原本X光片拍攝角度，從正面三十度、側面六十度，改為側面三十度、正面六十度，並且「在腦中把影像相反就沒問題了。」

話說得輕描淡寫，其實如此鏡像轉換，與熟悉的手術習慣完全相反，臨時要操作是十分困難的。

這樣高難度的個案，考驗的是平常的技術熟練，以及臨場的反應能力。

不被全世界相信的突破

在團隊廢寢忘食，擴大監測範圍超過一百例之後，陳適安終於確認，來自非肺靜脈的心房顫動約占了一〇%～一五%。他與團隊開始著手將這個結論整理發表。

二〇〇〇年與二〇〇三年，團隊陸續發表重大發現：「非肺靜脈異常放電是心房顫動致病原因之一」，正式刊登於《循環》。擔任兩篇論文第一作者的蔡青峰、林維祥（現任國防醫學院教授、三軍總醫院內科部主任），對這項非肺靜脈的學術觀點，貢獻良多。

陳適安回憶，這項研究引發極大的波瀾，「當時全世界沒有人相信我。」海薩吉爾團隊的研究認為，九五%的心房顫動來自肺靜脈。對此，團隊也曾思考：「種族會不會是造成法國與臺灣研究，差異如此大的因素？」

「我堅持這項研究百分之百是對的，」儘管初期沒有人看好，但陳適安並不退縮。

臺、法雙雄的直球對決

二〇〇〇年美國的心律醫學會年會，上演了一場激烈的學術辯論。這不僅是全世界最大的心律不整醫學會議，也是國際醫學殿堂第一次討論有關心房顫動與非肺靜脈的議題。

上千名來自全球一流醫學中心的教授、醫師齊聚一堂。在大家的目光注視下，陳適安不疾不徐地上臺，提出心房顫動也會來自非肺靜脈的研究。

臺上陳適安侃侃而談，臺下眾人不敢置信。

陳適安的發表一結束，坐在臺下聽報告的米歇爾．海薩吉爾立刻起身，直言這項研究錯誤；包括其大弟子皮耶茲．賈斯（Pierre Jais）等醫師，也輪番向陳適安提出質疑。海薩吉爾陣營始終堅持，來自肺靜脈以外的顫動，比例不到二％～三％。

令陳適安印象最深刻的一句話是，海薩吉爾直言：「我不相信從臺灣來的陳教授提出的理論為真實，因為美國的瓦倫．傑克曼教授也認為，顫動百分之百來自肺靜脈。」海薩吉爾原有的理論遭到陳適安挑戰，他企圖用美國心律不整權威傑克曼的說法反駁陳適安。

但陳適安沒有因此而膽怯氣弱，他依舊挺直腰桿站在臺上說：「I don't believe.（我不相信。）」

他相信自己的新發現，因為那是經過反覆驗證、千錘百鍊的結果。

當時和陳適安一起參加會議的謝敏雄，回想起這場世紀辯論，心情仍然激動。

在美國人的場地，臺灣及法國兩大巨頭震撼全場，掀起肅殺之氣。北榮僅陳適安一人上臺發言，他和陳亦仁、蔡青峰只能在臺下聆聽，而法國則有三、四位醫師輪番上陣挑戰陳適安。但陳適安穩如泰山，據理反駁。

謝敏雄笑說：「老師立論扎實，長得又比法國教授高，氣勢強大、以一擋百，我們都不用遞紙條給他補充資訊。」

堅定捍衛新發現

當時全球心律不整領域，由北榮的陳適安團隊，與法國波爾多大學海薩吉爾團隊分庭抗禮，二〇〇〇年美國心臟學會年會，由各國發表的心房顫動電燒術論文中，有七、八成是來自這兩大陣營。

蔡青峰說明，連美國知名的心律不整中心，當時完成心房顫動電燒術的案例數，恐怕也不超過十例，還在初期摸索階段。而北榮光是肺靜脈的心房顫動電燒術就累計超過百例，非肺靜脈的心房顫動電燒術也已近二十例。正因為累積的病例數多，陳適安更勇於捍衛自己的新發現。

來自各國的專家看著兩大陣營你來我往，展開激辯，夾雜著濃濃的火藥味。陳適安笑著形容：「那一場辯論的重要，可比二〇二〇年美國總統候選人川普與拜登的劃世紀辯論，萬眾矚目。」

沒有人能出面打圓場，因為除了他們，全世界幾乎沒有其他人可稱為這個領域的專家。最後，大會主持人，美國心臟科心律不整領域權威，印第安納州立大學的艾瑞克．普里斯托斯基（Eric Prystowsky）教授，連連提醒大家冷靜，甚至喊出：「Don't argue again!（不要再吵了！）」

他拍板建議大家會後討論，才結束這場激烈的爭辯。

「小時候我就愛頂嘴，」陳適安調侃自己，會有這種反骨行為，主要是因為他有自己的想法，不懼怕挑戰權威，這樣的個性也讓他敢於在國際殿堂上發聲，對決全球知名醫師。

美、日學者得出相同結果

回到臺灣後，他坦言，確實因為這項新發現未被其他醫師認同而感到挫折。不過，這只是短暫的現象。

沒多久，各國心律不整領域的大學或醫院，相繼邀請陳適安前往演講並示範如何準確定位與鑑別診斷。光是日本，陳適安幾乎跑遍從北海道到南九州的醫學中心，而美國的康乃爾大學、紐約大學、約翰霍普金斯大學、密西根大學、芝加哥大學、西北大學、明尼蘇達大學等，他也都去過。

全世界的知名醫學中心，也陸續朝向陳適安的發現進行研究。兩、三年後，美國賓州大學附設醫院法蘭西斯．馬奇林斯基（Francis E. Marchlinski）教授，率先在美國驗證了這項理論。他提出的報告中，來自非肺靜脈的陣發性心房顫動，僅與陳適安提出的數據差距〇．一%。

「看到這個報告，我非常高興，」陳適安欣慰地說。在地球的兩端，存在許多不同的變因，但統計結果竟相差無幾，他立即提筆寫信給馬奇林斯基，「沒想到相隔數千里，卻只有〇．一%的差距。」

隨後，被陳適安尊稱為日本國內電燒術之王「Japanese King」的東京醫科齒科大學家坂義人（Yoshito Iesaka）教授，也提出相同的研究結果。

各國相關的研究與發現緊跟著出爐，甚至美國心律不整醫師執行心房顫動電燒時，不僅隔絕肺靜脈，也一併隔絕非肺靜脈，降低患者的復發率。

這些發展，在在證明陳適安的論點是正確的。

此後，海薩吉爾即使再不願意服輸，也只能噤聲。

學術界存在競爭，也必須互相學習。事後，海薩吉爾兩度邀請陳適安前往法國演講，而陳適安也派學生到海薩吉爾那裡觀摩。

用證據證明自己

「心房顫動來源不僅是肺靜脈，也會來自非肺靜脈。」這項理論逐漸獲得各國專家認同。這不只是學術領域的新發現，它的重要性在於，心房顫動電燒術的成功率將增加，復發率減少，長期來說就能降低中風的機率，對於心房顫動病人的治療是突破性的發展。

「受別人質疑時，不能退縮，要找更多證據證明自己，」陳適安認為，創新的結果發表後，勢必會有許多人挑戰，這時候就得用證據來說話，最後一定能廣獲支持與接受，「如果當時我沒有那麼堅持，這項理論最後可能不會得到印證且成立。」

此後，學術界舉凡有相關研究，一定會引用陳適安團隊的論文，這也將陳適安團隊在心律不整領域的國際地位，更向上推進一大步。

累積的研究論文愈來愈多，慢慢地，國際間已認同「陣發性心房顫動有高達一〇％～一五％來自非肺靜脈，若是慢性心房顫動則比例高達三五％～四〇％」。針對這些部位電燒，將大幅提高患者的治療成功率。

「理論是最重要的，」陳適安始終這樣認為。先透過各項工具及定位方法，理解異常放電從何而來，找出位置，才有辦法加以排除。

第三章
獨步全球的臺北方法

在陳適安之前，無人提出心房顫動有可能來自非肺靜脈的理論；自陳適安之後，鑑別診斷非肺靜脈心房顫動，無人不知他獨創的「臺北方法」。

當心房顫動也會來自非肺靜脈的理論一出，解決了極大部分接受電燒術後又復發的問題。

然而，如何區分顫動來自肺靜脈還是非肺靜脈，也就是異常放電起源點的定位問題，仍然相當困難，這與鑑別診斷、定位技術有很大的關係。

陳適安解釋，造成心房顫動的肺靜脈有四條，都與左心房相接，所以從肺靜脈開口而來的異常放電，會讓許多醫師判斷成從左心房出來；還有，上腔靜脈在右上肺靜脈的前面，兩處非常相近，因而當時記錄到上腔靜脈的不正常放電，很多人認為可能是右上肺靜脈的電位。

因此，醫師必須仔細觀察、謹慎分辨，才能找到異常放電的真正位置。而陳適安最令醫界嘆服之處，就是他擅長對心臟內壁不同的地方做電刺激，量測各種不同訊號的電壓值，再從中判斷，找出正確的放電位置。

受邀撰寫鑑別診斷方法

這如同帶兵打仗，必須因應各種不同地形，採取不同戰略。而在北榮團隊中，陳適安就像是三軍統帥，率領一群各有專長的學生，每一次挑戰，陳適安會下達不同的策略，學生們各展所長，聯手征服一次又一次複雜棘手的病例。

陳適安以腫瘤為例說明。發現腫瘤時要先思考：腫瘤位置附近有各種器官組織，到底癌細胞從何處來？這時必須如福爾摩斯破案般，用各種方法偵查，例如敲患者肚子會不會痛？從側邊打會不會痛？甚至透過檢查找出其來源位置。

確認心房顫動的來源也一樣，需要不厭其煩地做各種量測、分析。

二〇〇六年，美國心律醫學會理事長兼官方雜誌《心律》（*Heart Rhythm Journal*）主編道格拉斯．吉普斯（Douglas P. Zipes）教授，特別邀請陳適安撰寫非肺靜脈的鑑別診斷方法。這些獨步全球、由北榮心律不整團隊所建立的，定位心房顫動起源點的特殊方法和技巧，日後被醫界稱為「臺北方法」。

此後，提起「臺北方法」，無人不知陳適安。

隨著醫療科技不斷發展，如今的3D立體定位，是利用雷達搜索的原理，也就是將導管放入心臟後，不斷發射電波，感知與心臟壁的距離，解剖並重組出心臟結構。而每一個異常放電的位置，會以紅橙黃綠藍靛紫等顏色來區分，醫師便能依據這些訊號進行燒灼，比起過去輕鬆許多。

無人不曉的Professor Chen

陳適安受到國際邀請，撰寫治療準則及教科書內容，共有四十多本教科書有他與團隊醫師撰寫的章節，至少二十九所醫學中心邀請他前往示範，以及十九國、七十二個醫學中心的五百多名醫護人員，爭相來到北榮學習。

二十多年來，陳適安從未停下腳步，他帶領團隊，在心房顫動電燒術上持續突破。一提起心房顫動專家，無人不曉這位身材瘦高、言語中帶著堅定氣勢的「Professor Chen」，甚至學生們只要提及自己出自「S. A. Chen」團隊，立刻能贏得敬佩的目光。

「美國人會這麼看重我，有一個原因是，他們知道這些知識與技術都是我不斷思考、摸索而來的，」陳適安說。

醫學要進步，就不能僅是跟隨前人的研究與技術，陳適安認為，「創意」

更重要。他說，必須從臨床病例中去發掘問題、找尋答案，例如定位方式；亦即從治療患者的過程中不斷改善而精進，甚至發展出更好的方法。

創新，是陳適安能始終保持領先的關鍵。

決戰兩公釐

自從陳適安的創新結論一出，醫學界在尋找心房顫動起源點時，便開始對肺靜脈與非肺靜脈都進行監測，然而臨床上卻逐漸發現，如此進行電燒術後，有少數患者仍會復發。究竟為什麼？

陳適安解釋，歸結原因有幾個，包括未完全將異常放電處燒透，或燒灼時的溫度不夠高，導致細胞復活，無法完全改善患者的問題。

對於電燒術，患者家屬常問：「這是不是大手術？」陳適安指出，手術不是以大小來區分，這是一個很精細的手術，誤差定位需在兩公釐內，也因此，必須不斷突破當下的技術。

包括電燒溫度及電壓的設定，以及能否精進導管技術，強化導管燒灼的穿透力，讓電燒過的細胞不再復活。

電燒本身絕對是關鍵技術。

燒灼點與能量都需精準

陳適安總是對醫師耳提面命，進行手術絕不能在患者的心臟裡「關公舞大刀」，而是要膽大心細，一點一點謹慎處理，避免心臟壁滲血或燒破。

此外，他也強調，腦與手的連結非常重要。醫師必須將大腦所思所想確實傳達到手中，去轉動導管的每一個角度。而要培養如此嫻熟的技術與手感，需要累積無數的電燒術經驗。

進行燒灼時，每一個點位與點位之間，必須重疊三分之一，以確保整個區域確實被全面燒灼。光是肺靜脈的不正常放電，往往就必須燒灼上百個點位，非肺靜脈則更多。

當然，過猶不及，有些醫師為了徹底燒灼，使用了過量能量，甚至以「焦土政策」圍堵，又可能導致心臟壁無法收縮或肺水腫。因此，掌握電燒能量也攸關手術成敗。

陳適安表示，早期也有國際報告指出，心房顫動電燒術會引發中風，主要是因為電燒時產生許多類似碳化的氣泡，跑進血液裡導致血管栓塞。因此，進行電燒術前通常會先讓患者使用抗凝血劑，預防栓塞。

一個患者的問題無法解決，表示有相同問題的患者都要一直為病痛所苦，因此在陳適安的診療室中，沒有一個患者會被輕易放棄。

「臺北方法」是臨床治療與學術研究上的重大突破，讓患者的異常放電起源點可以被精準鑑別出來；臨床治療上，則不斷精進電燒的技術。雙管齊下，解決了大部分接受電燒術後又復發的問題。

第四章

絕不盲從

醫學理論不斷推陳出新，陳適安十分尊重提出新理論之學者的勇氣及精神，但是方向是否正確，能否繼續跟進研究，則要以充分的學術涵養做出正確判斷。

「你有充足的學理跟自信，就不會盲從。」醫學上的創新固然重要，但是每當學生拿著熱騰騰剛出爐的最新國際研究報告，與陳適安討論能否做為研究方向時，他總會先讓學生知道，許多看起來很先進的研究，最後常是曇花一現，因此，首先要有判斷能力，不能一味地跟從。

陳適安說，心房顫動有部分來自非肺靜脈激發點的研究，雖然獲得世界認同，不過，對於持續一年以上的慢性心房顫動，卻仍有無法徹底解決的個案，因此後來陸續有其他教授發展出各種新技術，例如針對基質結構電燒，包括碎裂電位（complex fractionated atrial electrograms, CFAE），以及旋轉子（rotor）電燒。

勇於挑戰新理論

當碎裂電位的第一篇論文發表後，許多醫學中心開始嘗試，但陳適安卻持相反想法，「我不相信心房顫動的理論能夠由碎裂電位來解釋」。

他認為，必須要將四條肺靜脈先隔離並燒灼，再將非肺靜脈異常放電之處也燒掉，倘若仍出現異常放電，才進行碎裂電位的燒灼，絕不是僅以碎裂電位的訊號來做定位，針對基質結構電燒即可。碎裂電位的理論基礎，在心室中確實有一定根據，電燒後也有效果，但並不能直接用於心房。

他經常鼓勵學生，發現某一理論時，需要先進行研究分析才能判斷可能性，不能一味批評，但也不能一味盲從。

隔了幾年，美國史丹佛大學的桑吉夫・納拉亞（Sanjiv Narayan）教授發展出定位儀，只需放一個球囊導管，便能蒐集心房裡的所有電位。而且他發現心房裡有許多電位旋轉處，他認為將旋轉處電燒，心房顫動便會停止。

此理論出現後，陳適安也不認同。

陳適安解釋，心房之所以產生旋轉電位，是因為病變使得心肌上產生許多疤痕，有疤痕的地方電位傳導較慢，沒有疤痕的地方傳導較快，一快一慢，便會形成電位旋轉，好像在繞圈子。

這就像是好多顆石頭掉到水裡，產生一個又一個漣漪，即使其中一個漣漪停止，其他的漣漪仍會持續，直到自然消失。他認為，即使電燒了其中幾處具有旋轉波的肌肉層，其他的旋轉波仍會繼續，不會跟著停止，除非電燒的肌肉層是主動放電處。

陳適安以火災為例，如果起火點的瓦斯爐持續在燃燒，沒有先撲滅，那麼不管消防員從外圍怎麼噴水，火一樣會從裡面冒出來。只有先將火源撲滅了，火勢才能得到控制。同理，如果不找到異常放電起源點並燒灼掉，旋轉波怎麼燒都會一再出現。

為了證明這個想法，北榮與中央大學針對旋轉波進行研究，發現若將肺靜脈先行電燒，再做旋轉波肌肉層電燒是有效的；但若僅針對旋轉波肌肉層電燒則無效，因此，旋轉波電燒僅能做為輔助。

正確判斷來自掌握趨勢

陳適安說，當初旋轉波與心房顫動相關的理論一出，全世界一些醫學中心都跟隨此方法電燒，但他卻敢於不盲從，並勇於挑戰。

正好當時哈佛大學邀請陳適安演講，他準備的題目便是「旋轉波理論是希望還是假說？」他在演講中舉出許多理論與研究結果，說明絕不能僅單獨針對旋轉波電燒。事實也證明針對旋轉波進行電燒的技術，最後逐漸不被接受。

他強調，對於提出各種創新理論的學者，應該尊重其勇氣及精神，但醫學研究絕不能盲目跟風，因為每一個判斷的背後，都攸關病患的安全。而能夠下判斷的立基點，除了具備足夠的學術涵養與研究基礎外，他也提醒學生，必須了解全球知名教授的研究取向，才能掌握這項理論的根據是否有穩固的基礎，從而做出正確的判斷。

就如同陳適安精準的判斷力，正是來自他大量閱讀國際論文，非常了解相關領域的脈動，因此當學生興高采烈拿著「最新」的國際論文來找他討論時，其實他早已知道這個新理論可不可行。

不過，他通常點到為止，僅幫助學生判斷這項研究方向是否正確，至於要不要投入繼續研究，他會留給學生自己決定，「我會讓他們去試，久了之後，就慢慢懂得如何判斷了。」

第五章

「臺灣自造」的國際級大師

正因為陳適安未曾喝過洋墨水，所有的知識及學理都必須靠自己摸索與鑽研，因此更能激發出原創的理論，也才能成為引領世界的國際級大師。

美國心律醫學會前理事長艾瑞克．普里斯托斯基曾稱讚陳適安「博學多聞」，並邀請他擔任《心血管電氣生理學雜誌》（*Journal of Cardiovascular Electrophysiology*）心房顫動新知部分的總主筆。

陳適安這位獲「國際認證」的心律不整大師，未曾喝過洋墨水，他究竟是怎麼養成的？

吸收知識也講究技巧

陳適安在求學時期，最怕背誦科目，他形容那個痛苦程度是「要我的命」，例如有機化學的結構式等，成績永遠低空飛過；相反地，關於邏輯思考及判斷分析，便能觸類旁通。

當然，要具備快速反應的能力，與基礎學理、研究的累積，有相當大的關係。

就讀高雄醫學大學的陳適安，青春年少時期除了活躍於管弦樂社，其餘時間幾乎都在鑽研心臟學、電氣生理學與基礎研究中度過。

他笑言，吸收知識必須認真，但效果好壞不在於花多少時間或速度多快，而是掌握技巧。

陳適安以心臟電氣生理學「聖經」《臨床心臟電氣生理學》（*Clinical*

Cardiac Electrophysiology）為例，他是先把簡單易懂的部分快速看完，深奧難懂的部分則分幾次反覆閱讀。他分析原因：「這麼深奧的書，難道仔細讀過一遍就能全懂？還不如快速翻閱，不懂的跳過，待慢慢接觸病例後，再回頭重新檢視、辯證，就會有意想不到的收穫。」

總比別人早一步

陳適安對自己的學習歷程總是輕描淡寫，但在旁人眼裡，他所投入的心力無人能及。

陳適安的學生曹玄明（現任陽明交通大學教授兼附設醫院醫療副院長），自認對學業相當認真，但他發現，多數人是擔任住院醫師後才開始讀《循環》，老師則是早在醫學系六年級便詳讀每一卷。

陳適安的高醫學弟翁國昌（現任中山醫學大學內科教授、醫學院前院長）說，陳適安做事總比別人早一步，尤其從醫學系時期，便開始在當時臺灣重要的醫學期刊《當代醫學》投稿，起步相當早。

「對醫療來說，方向對了，就可能發展成一門專業領域或技術；若是錯了，則會立刻遭到淘汰，」陳適安雲淡風輕地述說醫療創新的風險，但是他也篤定：「判斷正確與否，並非運氣，關鍵是累積足夠的經驗與知識。」

生理學書籍的啟發

堅定的自信，來自陳適安從青年時期便開始養成的態度。在他的求學歷程中，有幾件影響甚深的啟發。

陳適安父親好友的兒子，泌尿外科醫師林登龍（北榮泌尿外科部前主任），在陳適安大學二年級的時候，曾送他一本親自翻譯的生理學書籍，書中談到血壓飆高時心臟跳動、血流等動態變化，以及為何會引發不同反應，是一本極具思考邏輯的書籍。

對於不喜歡死背書的他來說，這樣的書猶如另一個知識國度，引發他強烈的興趣，更是讓他邁進心臟電氣生理領域的重要推手。

大三、大四的暑假，陳適安選擇留校，每天窩在實驗室做動物試驗。到了大五，他更選擇跟著當時高醫院長許勝雄的門診。跟診時，他請院長推薦心律不整書單，院長當下便給了他那本心律不整醫師必讀的《臨床心臟電氣生理學》。

這本書的內容，對於還是學生的他實在過於深奧。但陳適安並不氣餒，反而鼓起勇氣寫信給當時臺灣心律不整權威吳德朗教授，向他請教自己不懂之處，他也非常感謝吳教授不厭其煩地回信解惑，讓他逐漸融會貫通。

在基礎研究上扎根

就讀高醫時，陳適安便已展現出過人的毅力與努力。陳適安回憶，高醫時期影響他最深的，還包括學長吳勝男（現任成功大學生理學教授），他提醒當時大學二年級的陳適安應盡早確認志向，才能更早投入相關領域的學習，促成陳適安很早便找到以心臟學做為畢生的臨床及研究目標。

到了擔任住院醫師時，陳適安更經常利用心臟手術患者切除的心房組織進行基礎研究。他將心房組織放在容器中，裝入生理食鹽水，立即打入與身體濃度相同的氧氣及二氧化碳，讓組織存活，接著剝除覆蓋在上面的脂肪或纖維，保留完整的心臟肌肉組織，並接入電線令其導電，從電波訊號中分析心律不整、電氣生理及藥物反應等，一步一腳印在基礎研究上扎根，這是絕對騙不了人的功力。

音樂喜好與醫學研究異曲同工

除了醫學，陳適安非常喜愛音樂，從小認真鑽研小提琴的程度，一點也不亞於學業。

陳媽媽是鋼琴老師，從陳適安小學就帶他去學小提琴，參加過很多次地方或全國的小提琴獨奏比賽，以及管弦樂團的甄試。

大學時期，他喜歡閱讀各式各樣音樂方面的書籍，和聆聽各種不同樂器的演奏，不論是巴洛克時期、浪漫派或現代音樂，都有涉獵。但他發現，自己對音樂的喜好會隨著年紀而有所轉換。

有些音樂，初接觸的時候無法領略，但過幾年便能心領神會，例如開啟二十世紀英國「音樂復興」的作曲家愛德華·艾爾加（Edward Elgar）的B小調小提琴協奏曲，年輕時的陳適安覺得這樣的旋律相當沉重，較難接受，但是多年後，他反而能深刻感受到它的意涵。

個性明快、不優柔寡斷的陳適安，對待讀書、音樂、研究都有著相同的邏輯，遇到無法接受之處或難以突破的瓶頸，也許先略過，卻絕不放棄，而是等待時間沉澱，醞釀出更深度的想法與體悟。

從臺灣打入國際盃

一九八六年，陳適安以第二名的成績考進北榮內科系，對於接下來的人生，他躍躍欲試。

當時一些同學選擇出國深造，他卻在退伍當天，直接搭車北上到北榮報到。服兵役時，他已通過外國學生在美國當住院醫師的考試，卻因在美國讀書、接受訓練花費太高，他說：「不敢想出國念書。」

但陳適安憑藉著求知的渴望與探索學問的精神，從臺灣打入國際盃。

剛擔任住院醫師時，除了臨床的學習，陳適安積極投入心臟電氣生理學的基礎研究。

在這三年時間他便了解到，當心臟某些部位受損時，會產生不正常放電，而且與肺靜脈類似結構的區塊很多，例如上腔靜脈。因此，當後來發現顫動訊號來自非肺靜脈時，他能夠快速判斷自己的理論不會出錯。

進入內科部擔任第一年住院醫師時，陳適安很幸運遇到心臟內科主任張茂松。那時，張茂松剛從全美國最佳的心律不整中心——印第安納州立大學學習返臺。

陳適安經常在病房碰到他。陳適安抓住機會，不時向張茂松請教醫療上的疑問，更毛遂自薦，說明自己對心律不整領域有濃厚興趣。

下半年，張茂松就推薦陳適安進入郭重雄（臺北榮總研究部前研究員、慈濟大學醫學院醫學研究部前主任）的實驗室。

再忙也要擠出時間做研究

陳適安很珍惜這個機會。

住院醫師一向非常忙碌，當時人力更少，一位住院醫師要照顧二十多名病患，晚上值班時更需面對一整個大病房區域，根本無法安眠，但是隔日仍要振奮精神繼續上班。就在這樣緊湊高壓的生活中，陳適安仍然擠出時間，走入實驗室，做基礎醫學研究。

教導細胞電氣生理學的教授林正一，與教導動物心臟電氣生理學的教授郭重雄，知道陳適安對基礎研究有興趣，也對他有很大期許。

這兩位老師會給他相關題目進行研究，例如如何治療因毛地黃中毒而心律不整的動物，或神經系統過分亢進所引起的心律不整。

陳適安從研究中反覆地想問題、找答案。每一次從研究中得到回饋，他便感到一種開拓新世界的成就感，驅使他繼續投入。從中累積厚實的學識能量，也是他能在心房顫動電燒領域足以突破的重要關鍵。

深受老師身教影響

「過去的師生關係比較像師徒，」陳適安實事求是、做事謹慎的風格，除了自己的個性外，也深受老師的身教影響。

當時全臺做心律不整基礎研究的學者非常少，林正一是其中之一，他師承美國紐約大學的名師法蘭西斯科．瓦沙里（Francesco Vassalli）教授。林正一對學生非常照顧，但是要求也極為嚴格。

陳適安回憶，林正一愛吃麻辣火鍋，經常接近中午時打電話找他一起享用，之後再開始討論論文。不太敢吃辣的他，總是奉陪到底。

「老師還幫我打字，」他記憶深刻，有次因為投稿國際期刊的截止時間逼近，為了趕緊送出英文摘要，兩人在吃完麻辣火鍋後，回到辦公室，由陳適安唸出英文摘要，林正一一邊幫他修改、一邊打字。

但是，林正一常在下午交代功課，並且要求隔天早上就要把實驗資料分析出來。

陳適安了解老師重視數據與準確性，甚至要找出問題的原因或解決方法，因此，他總是趕緊將醫院照顧病患等工作處理好，晚上七點多再趕到實驗室分析資料，準時將研究結果呈給老師。

「第一次對月亮有很深的情感，便是在住院醫師時期，」陳適安說。每到週末假日，太陽剛升起他便進入實驗室，埋頭做各種細胞或動物實驗，等到疲累不堪走出實驗室時，往往一抬頭看到的就是月亮高掛。

對他來說，除了例行照顧病患，更重要的是解決難題，例如為何病人心律不整會復發、為何用藥無效等，因此他願意投入實驗，「實驗或許能找到更多答案。」

而老師的嚴謹態度及高效率的研究方法，也是他為什麼總是踏著月色或迎著日出才離開實驗室的原因。到現今，陳適安也以同樣的態度與方法訓練學生。

郭重雄的方式則是春風化雨。

陳適安回想起，為了完成自己第一篇動物實驗論文《神經系統與心律不整關係》，師生倆經常並肩而坐，郭重雄一邊幫他改論文，一邊告訴他為何要如此修改，老師的耐心與用心讓他相當感動。

年輕醫師中的佼佼者

陳適安是積極主動的學生，除了老師的提醒，他也經常搜尋許多國際論文和老師討論。

雖然並非每回的研究都有結論，但陳適安並不感覺挫敗，他一貫地會先將無法解決的問題放在一旁，過一陣子，累積更多經驗之後，再重新拿出來研究，也許又會有不同的發現。

張茂松行政職務繁忙，又看好陳適安在學術及領導上的能力，於是委以陳適安重任，讓他帶領幾位醫師持續進行研究，發展心律不整領域。他曾在口述北榮歷史的回顧中，稱讚陳適安是年輕醫師中的佼佼者，「聰明、創意十足，而且積極主動發掘問題與解決問題。」

陳適安笑說，當年從未聽過老師對自己的評價，現在他也成為老師，聽到張茂松教授的話，更能感受到老師對自己的了解與肯定。

沒喝過洋墨水的優勢

多年的研究與投入，為陳適安迎來國際肯定。他認為，或許正因為沒有出國深造，所有的知識與學理必須靠自己摸索與鑽研，所以更能激發出原創的理論。

陳亦仁觀察，「老師就是因為沒有出國留學，今天才能成就在心律不整界的領導地位。」

他解釋，多數人留學時，所獲取的知識都是別人給予的，而陳適安沒有「easy way」，得靠自己摸索。他了解每一項研究與發展的細節，也就是他完全掌握「方法」，即使面對新的研究題目，他依舊有辦法找到結果，甚至於他就是「製作這套研究規則的人」。

善用機會與國外專家交流

陳適安幾次被高薪挖角，但都選擇留任北榮，主因是他不願意獨善其身。他認為，在北榮有學術研究的充足空間，學術上的突破，對全世界醫療有更大的幫助。

「不管是否出國深造，與國內外醫學中心交流是最重要的，」陳適安說，張茂松經常鼓勵他趁出國開會的機會，多留幾天參訪其他醫學中心，獲取國際趨勢與新知。

張茂松也曾誇獎陳適安，總能利用出國機會觀摩其他國家的實驗室，與國外專家交流新知。他甚至推薦陳適安到印第安納州立大學，跟隨自己的老師道格拉斯．吉普斯做短期參訪，吉普斯也相當肯定陳適安的學術能力。

印第安納州立大學臨床電氣生理實驗室主任艾瑞克．普里斯托斯基教授認為，年輕的陳適安非常聰明，潛力無限。多年來，兩人甚至一起合作發表了多項研究結果，普里斯托斯基也曾受陳適安邀請，多次訪問臺灣。

一九八七年，陳適安前往美國奧克拉荷馬大學參訪一星期，向心臟電氣燒灼術的始祖瓦倫．傑克曼教授，學習一般定位術及電燒手術。傑克曼對於心臟電氣生理訊號的品質及判讀有其獨到之處，常常為了要釐清訊號的源頭，花上幾個小時做鑑別診斷。

「每位醫師電燒手術的成功，走過的路一定都不相同，」不論是一場手術或一份學術報告，均能從交流與討論中獲得不同的觀點。張茂松認為，陳適安不論在學術與醫療技術上都能享譽國際，「我一點也不意外。」

一九九〇年前後的北榮，心律不整領域剛開始發展，陳適安便在張茂松的提攜下，擔起院內發展心律不整醫療領域的重任。

追根究柢解決問題

喜歡打破砂鍋問到底的陳適安，在進行電燒手術時經常發現，「為何病患的不正常放電燒不掉？是電壓不夠還是定位錯誤？」對於所有的疑問，他選擇一項一項解決。

許多人認為外科個性大刀闊斧，內科則是內斂謹慎，但他認為，「不管內科或外科，最重要的是追根究柢的精神。」

追根究柢的背後，是成功者都擁有的熱情與執著。

陳適安舉例，美國密西根大學的心房顫動電燒術高手弗雷德．莫拉迪

（Fred Morady）教授，原本在加州大學舊金山分校醫院擔任主治醫師，幾年後，心中萌生向外闖蕩的想法。當時密西根大學並無心律不整、心臟電氣生理學領域的醫師，他單槍匹馬前往創立，幾年後成績斐然，成為全世界心律不整領域的翹楚，這種開創的性格和陳適安不謀而合。

獲得頂尖大學教授肯定

或許是惺惺相惜，一九九九年，弗雷德．莫拉迪邀請陳適安前往密西根大學擔任客座教授，教授心房顫動電燒術。

莫拉迪不僅對心律不整領域具有熱忱，也熱愛木工，每天早上五點起床，自己動手做小椅子、小桌子。做木工需要丈量尺寸、精準拼接，莫拉迪曾說，這就和醫學一樣，「做木工更能訓練思考、追根究柢。」

隨後，陳適安邀請他到北榮演講。他看到北榮團隊成員的分工與流程，井然有序，盛讚「如同自動化工廠，管理得非常好」。

獲得數一數二頂尖大學教授的肯定，讓陳適安感到很欣慰。

「我只想要好好做臨床治療和研究，治癒更多的病人。」對陳適安來說，能獲得這麼多成就，是因為心房顫動等各項治療新技術與學術研究的發展引發他濃厚的興趣，若真要說他曾經積極爭取什麼，便是投入所有時間在研究創新上，利用發展出來的新理論、新技術來治癒更多病人。

十年磨一劍，直到陳適安從二十多年前經常出國演講，他才逐漸發覺，原來自己有能力「持續打國際盃」。

這位心律不整領域大師，在全球建立不凡的成就，但在日以繼夜的努力之下，健康隱患讓他突然倒下。

第二部

突破

面對挑戰，不輕言放棄是陳適安的態度，
他也帶領團隊用同樣的精神，
在治療與研究上不斷跨越，
建立難以超越的標準，
讓臺灣站上國際舞臺。

第六章
一隻腳撐起國際地位

長期過量的工作，讓陳適安一度癱瘓在床，即使經過治療復健，仍留下永久性的職業傷害。但也因此，開啟了建立北榮國際級心律不整團隊的契機。

「我四十六歲就被廢了武功。」陳適安提起那段受傷的過往，如同談起一樁年輕時的趣聞般輕描淡寫。

榮耀的背後，總有無人知曉的投入與犧牲。當時的他，在無人協助的狀況下，孤身、單腳，默默撐起北榮的心律不整團隊。

二〇〇五年，陳適安開始感到右腳經常無力、痠麻，常有遭電擊的感覺，「我一直以為只是肌肉扭傷，沒有太在意。」

他回憶，那時投入非肺靜脈、電燒術等治療工作與研究，在他眼裡，八至十小時的手術時間「咻～一下子就過了」，全心全意投入極精細耗神的工作中，有時總醫師倒杯水讓他潤潤喉，有時候護理師拿包餅乾給他墊墊肚子，兩、三口喝完、吃完，又繼續埋頭手術。

就是這股專注，讓他忽略了右腿的痠麻警訊。

無法留住人才的無奈

心律不整電燒術，在心臟科中原屬困難的科目，手術時間長、健保給付卻低，因此願意投入的醫師相當少，有時兩年招不到一名願意來學的醫師。

北榮的公務人員制度，有一定的任用局限，也讓人才難以留住。

原本陳適安帶領了幾位優秀的總醫師，如謝敏雄、曹玄明、林永國、蔡青峰等人，參與心房顫動的手術治療與研究，他們都已經能獨當一面，理應晉升為主治醫師，然而因制度結構問題，心律不整團隊無法擴編，這批陳適安在一九九七年至二〇〇五年間所收的優秀醫師，最後一一離開。

談起當時的處境，陳適安感到很無奈。自己長時間苦心栽培的醫師，竟然無法留下來共同打拚，團隊產生極大的斷層，眼看著國外心律不整團隊日趨完整，北榮團隊卻無法壯大，他心急如焚。

外界曾經一度誤解，「為何陳適安不多培養人才？」

「我的學生都在其他醫院，他們很優秀，定期發表論文、積極升等，我很欣慰，」他冷靜地對外回應，內心卻非常苦悶，「並非我不培養人，而是環境和制度無法讓他們留下。」

用單腳站立執行手術

那段時間，陳適安單打獨鬥，甚至連助手都是其他醫院派來北榮學習的醫師。他一人撐起，從早到晚穿著沉重的鉛衣。

過去，進行心房顫動電燒術時，必須隨時靠X光透視輔助，一再確認放電點。在這種必須長時間暴露於X光的環境下，醫師不得不穿上鉛衣，保護自己。

二十年前的鉛衣不像現今輕便，往往重達十二至十四公斤，相當於每天揹著一個兩、三歲的孩子動手術。二十多年來，每天八至十小時這樣負重，身體承受的壓力實在極大。

有段時間，陳適安一穿上鉛衣便感覺右腳又麻又痠又痛，他只好以左腳單腳站立，右腳輕輕靠著，就這樣撐過一次又一次的手術。

千匹馬也拉不好的腰椎

這天一早，陳適安一如往常到診間看診，他彎下腰，竟然整個人跌坐地上，「當時感覺全身劇痛，根本站不起來。」

診間護理師看到後，立即找人協助，將陳適安扶起來，用推床推到放射部進行核磁共振檢查。

檢查報告出爐，猶如青天霹靂。

陳適安的胸椎第十二節到薦椎第一節完全走位，更嚴重的是，因為牽涉太多節，即使開刀治療，復發機率也相當高。

能用「拉腰」的方式復健嗎？

「一千匹馬一起拉，都無法把你的脊椎拉好，」陳適安的學長，時任北榮神經內科主任翁文章，看了看病歷，誠實地告訴他答案。

陳適安幾乎要絕望了。他未曾想過，原本以為的「肌肉扭傷」，竟然將讓他半生的努力戛然而止，而明天，還有病人等著他動手術。

自己癱著也要讓病人安心

個性堅韌的陳適安，忍著疼痛，強撐著專業的尊嚴，不肯認輸。

隔天要動手術的病患，是位年邁的榮民，長年為心房顫動所苦，陳適安請總醫師及護理長協助，帶病患到他的病房，他側身癱靠在病床上，向病人解釋病情，也為無法親自替他動手術道歉，並詳細說明將由哪位醫師接手，讓病人安心。

手術完成後，陳適安再度安排病人到他的病房，說明術後狀況。

接下來，就是不知何時終止的臥床。

「那時候就是整個癱掉了，」陳適安說，即使經過兩週的復健，他依舊無法坐起，必須躺著，三餐也無法自己進食。

病痛的打擊，讓陳適安遭遇前所未有的挫折。

他的學生謝敏雄說：「陳老師過去提及這段歷程，曾經難過到掉淚。」

曹玄明則認為，這是老師人生中的低潮，但他也因此見識到真正的強者。他記得那段時間，老師躺臥在床上，不忘原先已安排手術的病人，仍然仔細修改他們的論文，對病人的掛念、對學生的照顧之情、對生命的堅毅奮鬥，令他難忘。

人生最漫長的一段路

無法開刀、復健無效，當時的復健科主任詹瑞棋於是問陳適安，是否願意嘗試另類輔助療法？當時一位日本客座教授來北榮，正在和復健部門交流經絡按摩的方式與療效。

「沒辦法，只能試試看。」陳適安緊抓住最後一線希望。

那一天，協助照顧他的吳承學（現任臺北榮總心臟內科主治醫師），和總醫師、護理師將他推出病房，下到思源樓二樓，跨過長廊，再上到中正樓五樓。短短的路程，平常走起來只要五分鐘，那天卻成了他人生最漫長的一段路。

他十分忐忑：這最後的方法，能不能讓自己再站起來？

到了復健部，已經有四、五十位醫護人員聚集在那裡，等待觀摩這場示範治療。幾個人合力將陳適安挪移到治療床上，接著日本客座教授開始沿著他四肢的經絡，按壓、推移、深揉。

陳適安閉上眼，忍受那椎心刺骨的痛感。此刻，他完全無心理會圍觀人群的眼神，唯一的感覺就是：「痛死了。」

五十分鐘後，日本教授停手，請陳適安嘗試坐起來。他略為遲疑，然後雙手用力一撐，沒想到真的坐了起來。他內心的激動無法形容，因為知道自己有機會復原了。

復健仍不忘工作

此後，團隊每天安排醫師為他按摩經絡，並搭配復健、電刺激等治療，陳適安憑藉著剛毅的意志力，撐過一日又一日的疼痛。一個月後，他順利出院，雖然仍必須坐著輪椅，但已經能利用助行器走一小段路了。

身體一有了進步，陳適安就迫不及待回到工作崗位，明明還在復健中，卻每隔兩、三天就到醫院工作。

三個月後，陳適安終於能不靠助行器自己行走了，但右腳的永久性傷害已經造成，症狀一輩子跟著他，每隔幾個月便會復發，無力支撐且無法久坐。影響更大的是，他再也無法像以往那樣，站在手術檯前治療患者，出國示範手術及教學的行程也大受影響。

在陳適安受傷前不久加入團隊的羅力瑋，當時還是總醫師，那段期間，他經常推陳適安到病房外透氣、為他買餐點。他看著老師從臥床、起身坐輪椅，到恢復走路，始終和自己的身體奮戰，不曾埋怨、訴苦，展現一般人所沒有的毅力，讓他印象深刻。

不希望學生也受傷

病癒的陳適安，開始非常關注學生的健康。羅力瑋說，那段時間團隊的主治醫師確實不多，加上戴慶泰教授行動不良，老師受傷不能上陣，電燒術幾乎都由他與林彥璋兩人進行。

陳適安要求，不能同時超過三個人站上手術檯。羅力瑋說，「如果看見同時多人穿著鉛衣，老師真的會罵人，而且叫人立刻離開手術檯、脫掉鉛衣。」

陳適安認為，想要學習可以分批輪流，或在控制室觀摩，不需要所有人同時承受受傷的風險；並且要求大家，下了手術檯走到控制室就要立即脫下鉛衣，「我不希望我的學生們也和我受到一樣的傷害。」

設計鉛屋，減輕鉛衣帶來的傷害

因為進行心房顫動電燒術對於醫師的損耗相當大，國際相關領域醫師紛紛設計不同的著裝方式，以減輕長久穿鉛衣可能帶來的傷害。

正因深知受傷的痛苦，陳適安也設計了「鉛屋」，屏蔽輻射的傷害，打造對施行電燒術的醫師最友善的環境，醫師們不用時時刻刻穿著鉛衣執行電燒手術。

鉛屋如同一座透明的電話亭，醫師在裡面可以看到患者；靠近手術檯的一側有兩個孔洞，讓醫師能雙手穿過去操作電燒導管。如此，就不需要再穿沉重的鉛衣。

另一方面，隨著陳適安爭取及培育的醫師愈來愈多，後來可以有五、六位醫師輪流手術，也減少了每個人穿鉛衣的頻率。

法國的米歇爾．海薩吉爾也設計了類似屏風的屏障，讓醫師在進行電燒時僅需露出雙手，即使不穿鉛衣，也能避免暴露在輻射線的環境中；有些醫材廠商則利用懸吊方式，將沉重的鉛衣吊起，不讓重量落在醫師身上，都是為了改善因鉛衣而造成的職業傷害。

陳適安很早便深知心律不整的複雜精細，很難單靠幾個人撐起，需要培養更多的主治醫師、總醫師、護理師甚至技術人員。有完整的組織，才能打贏一場又一場的醫療戰役。

「如果沒有受傷，我應該會繼續站在第一線，」雖然陳適安早有交棒的想法，但當時北榮心律不整團隊只有他與江晨恩、戴慶泰三個人，人力實在不足。「武功被廢之前，我一個人獨自做了近一千檯心房顫動電燒手術，」陳適安說。

相對於國際間知名的教授，旗下都有一支成熟的團隊，陳適安在當時卻是捉襟見肘。

問題不能無解

人力本來就吃緊，在陳適安受傷後，北榮的心律不整醫療立刻遭遇前所未有的衝擊，近乎無法正常運作，這麼多病患由誰治療？

陳適安向醫院力爭，至少要留任一名主治醫師，但不管他如何爭取，始終未能如願。

迫不得已，陳適安鼓足勇氣，寄了一封信給當時的北榮院長李良雄，附上三十名心房顫動患者的住院證。信中寫到，「院長接到信之後，若再不升主治醫師，便關閉心導管室。」

此舉終於讓李良雄得知，心律不整團隊斷層問題的嚴重性，立即交辦必須處理。

以自己受傷為代價，陳適安爭取到的第一個留任名額，就是現任心臟內科主任林彥璋。

正如他在求學時期的態度，「有事情或有問題，一定要解決，不能讓它無解」，休息或逃避都不是最好的方法。

對陳適安來說，另一項重大轉折是林芳郁擔任北榮院長。因兩人過去曾合作過，林芳郁相當欣賞陳適安的能力，因此，二〇〇九年上任不久，便提拔陳適安為心臟科主任。

雖然，早期培養的幾位醫師無法留任北榮，難免令陳適安感到惋惜，不過經過長時間的調適，陳適安已漸漸釋懷。而今北榮心律不整團隊陣容已趨完整，團隊的醫師不僅成為國內各大醫院挖角的對象，許多醫師的論文及臨床專業，均已國際知名。

陳適安欣慰地說：「很多醫院挖角不成，改為直接派人到北榮學習，增進了醫院之間的互相交流。」

危機就是轉機

在受傷後的兩、三年間，陳適安無法親自手術，很多病人失望不已。他坦言，那陣子甚至出現不實的耳語：「陳適安根本不會做電燒手術。」不過，對於一位擁有極高戰鬥力的人來說，這反而成了莫大的激勵。

現在當病患再度問起：「陳醫師，是您親自主刀嗎？」陳適安已能氣定神閒地回答：「我的學生都能處理得很好。」

正因為早期許多優秀門生無法留任北榮，轉往其他醫院，現在的陳適安桃李滿天下，許多研究或醫療的進展，依舊與他們有密切的合作。

「危機就是轉機，」陳適安指出，當時投入其他醫院的學生們，現在都已經是教授或該院心臟科的核心人物。每當他要辦研討會，或有任何需要他人協助的事，這些在不同醫院工作的學生們，也會二話不說地支持、投入，非常有凝聚力，讓陳適安欣慰不已。

「要成為一名好的領導者真的不容易，」謝敏雄說，當你是陳適安的學生時，他會非常嚴格；而當你成為獨當一面的醫師時，他會對待你如同朋友一般。

謝敏雄認為，陳適安有個很大的特點是，永遠不擔心學生比自己優秀，學生若能有所超越，他反而感到更開心，因為這樣團隊才能不斷進步，而這也成為謝敏雄教學的核心精神。

曾有位醫師提醒陳適安，不要教那麼多學生，因為「學生以後會跟你搶病人」，尤其是心律不整電燒術，成功治療一個病例，就代表門診又少了一個病患。

然而，陳適安卻反其道而行，這是他與其他領導者最大的不同；也因此，在遇到要籌辦亞太心律醫學會等大型活動時，他才能號召到國內外的學生齊心投入。

做大事者必勇於承擔

在曹玄明心中，陳適安的勇於承擔，更值得他學習。

他解釋，進行心房顫動電燒時的中膈穿刺，是很重要又困難的步驟，一不小心穿刺位置歪斜，就很可能傷害到心臟甚至其他器官。

曾經有一名主治醫師替患者進行穿刺，引起了併發症，陳適安卻一肩扛起責任，立即找來外科會診，並親自向家屬詳細解釋與溝通。

所幸經過團隊的救治，患者並無大礙，但也因此看出，陳適安身為北榮心律不整團隊的大家長所展現的責任感。曹玄明認為，這就是做大事者的風範。

「我很不願意看到退休後，心臟科就這樣垮掉，」受傷後的陳適安危機意識更重了，且國際間醫學中心大師級人物後繼無人的情況也時有所聞，再加上心臟電氣生理學是很複雜的學問，讓許多醫師視為畏途，不願投入，所以全面培養人才是當務之急。

團隊比個人更重要

「很多人只想成為only one，或是有唯我獨尊的心態，但我認為團隊更重要，」在陳適安眼中，只有自己成為國際頂尖是不夠的，因此他很早便有傳承的想法，而要能原汁原味地傳承，最好的方法是在退休之前，讓學生們跟著一起學習，將所有的學識與技術交付到年輕人手中，也希望有更多學生潛心投入。

他回憶剛升任主治醫師時，張茂松院長曾提醒他，要培養能與自己一同討論與決策的人選，且雞蛋不能放在同一個籃子裡。

陳適安了解團隊的重要，尤其傳承必須朝長遠思考，除了專業知識和技術，也要涵蓋經營之道，以及能進一步與外部合作發展的資源與人脈。他舉例，也許一名四十歲的年輕醫師體力遠比六十多歲的醫師好，技術也能迎頭趕上，但六十多歲的醫師能掌握的資源較多元，這些經驗與資源都必須傳承。

他以美國最頂尖的心律不整中心——賓州大學附設醫院的法蘭西斯・馬奇林斯基教授為例，在七十歲將退休之際，他的學生大衛・卡倫斯（David J. Callans）教授曾說，老師正式退休將是他的夢魘，因為他擔心自己無法扛起數十人團隊的責任。

經營的眉角，並非短時間靠教科書便能完整學習，需要長時間培養，所以如同許多企業家會提早培養接班人，陳適安也很早便開始思考這件事。

第七章
建立難以超越的臺灣隊

陳適安心中理想的團隊是分工合作，每個人發展各自獨特的技能，既能獨占鰲頭，又有高度的合作意識，貢獻一己所長，完成每一次任務。

陳適安帶領團隊及教育學生，「不藏私」是他能獲得學生信賴與跟隨的關鍵因素之一。

在北榮的心律不整治療建立起口碑之後，不少醫院慕名將醫師送至北榮學習。

不論是對北榮或其他醫院的學生，陳適安均一視同仁，毫不保留地傾囊相授。迄今，從北榮心律不整團隊訓練出的心律不整專科醫師，全臺至少有七十多位。

早期無法留任北榮，轉往各大醫院的優秀學生，加上其他醫院派來學習的學生，都在陳適安的領導之下，打破醫院原有的界線，合作無間，分享資源，讓臺灣心律不整的治療與研究名聲享譽國際。

啟發學生尋找解決方法

談及陳適安帶領心律不整團隊，林彥璋認為，無私奉獻與團隊合作，是老師最希望學生培養的核心價值。

陳適安希望每個學生都能有一項特長，讓他能在該領域獨占鰲頭，並在團隊中擔當重要任務。因為每個人專長不同、角色不同，所以能集體作戰，而非單打獨鬥。

「有些醫師會留一手，擔心把其他醫院的醫師教好了，病患也跑到其他醫院了，」但陳適安認為，不能僅北榮發展好，唯有整體提升臺灣心律不整醫療及學術的水準，才能在國際間具有領導地位。

年輕時，陳適安跟著老師張茂松，師徒兩人穿梭在北榮一棟又一棟的大樓間，查房、看診。空檔時，老師偶爾會談起帶領團隊或醫療管理的理念，讓他受用無窮。現在，這些都成了陳適安思索心律不整團隊應該是個怎樣的團隊時，最好的參考。

令陳適安印象最深刻的是，張茂松說當他即將離開美國印第安納州立大學附設醫學中心時，老師吉普斯分享了一個觀念：「若學生肚子非常餓，你會將餐盒送至他桌前，還是會告訴他超級市場在哪裡？」

每當陳適安有了疑惑，張茂松會先解釋原理與大方向，而細節與深層的問題，則要求他自行蒐集與彙整資料，嘗試找出結果，再與老師討論。

而這樣的身教、言教，讓陳適安在自己帶領學生時，也特別著重啟發，

「不能立即告訴學生答案，或直接協助他解決問題，而是讓他知道如何尋找解決的方法。」

反問學生想做什麼

陳適安的學生謝敏雄，當年在北榮學習時專精於心律不整訊號判讀，即使後來離開北榮，多年來仍是陳適安的好幫手，經常返回北榮協助訓練年輕醫師。

謝敏雄對教學也相當有熱忱，他認為，教學是件吃力不討好的工作，因為從準備教材，到思考如何才能讓學生充分理解，都必須投入大量心力，但在醫院的大環境下，教學其實得不到任何利益，還不如做研究發表論文，至少能獲得國內外肯定。致力教學唯一的目的，就是希望透過把學生訓練好，讓患者得到良好的治療。

因此，他走上陳適安的路，以教學為重心，同時承繼了陳適安的無私。

謝敏雄說：「陳老師不會直接要求學生去做什麼，而是經常反問學生想做什麼？」

在關鍵時刻給建議

不過，陳適安在關鍵時刻仍會給予建議。

謝敏雄回憶，自己年輕時只要有新發現就非常興奮，有一次，花了兩週寫完有關心房撲動（atrial flutter）與心房顫動交互出現的論文，他興高采烈地向老師報告，但陳適安看完之後告訴他，此研究問題非常多，只靠訊號分析去證實結果太過薄弱，最後可能沒有結論。

謝敏雄不諱言，當時多少覺得可惜，但當自己的歷練愈多後便慢慢發覺，對研究者來說，倘若做不出結論，等於白費力氣，因此，研究題目的設計非常重要，漸漸地他也了解了老師當年的用意。

「我可以告訴你哪裡能釣到魚，但釣具要自己準備，」陳適安承襲了老師張茂松甚至美國道格拉斯．吉普斯的教學理念，適時提醒學生並討論正確的研究方向，但是能否成功，端看學生自己的努力。

從「為什麼」找答案

不少想發展心律不整專業的醫院，第一個想到的求教對象便是陳適安，也因此，他教導不少外院的學生。

因署立新竹醫院（現為新竹臺大分院）想發展心律不整電燒術，一九九四年溫斯企（現任東元綜合醫院電生理學中心主任）以研究醫師身分前往北榮學習。他說，當時心律不整電燒術一片荒蕪，僅有陳適安研究心室頻脈（ventricular tachycardia）等電燒術，且已有不錯的成績。因此，他的研究也以心室頻脈、心房撲動機轉為主，並透過電燒術治療。

溫斯企在陳適安發展心房顫動電燒術之前便加入團隊，跟隨陳適安長達兩年。他說，陳適安很喜歡問：「為什麼？」並且全心投入尋找答案，學生們也會跟著釐清、找答案，這是他在學術上出類拔萃很重要的特質。

溫斯企後來投入研究自律神經與心律不整的關聯，發現心房撲動發作前，通常交感神經較為活躍，誘發心臟電位變換，導致心房撲動。研究相關結果發表於《循環》期刊，之後也發展出自律神經檢查方法，以進一步了解自律神經如何變化，才會導致心律不整發作。

培養外院種子醫師

溫斯企說，老師要求每天早上七點開晨會，每個人要將前一日的研究或病例提出一起討論，「我們不覺得累，反而覺得有人督促很難能可貴。」當時經常和陳適安出國參與研討會，看到那麼多醫師都積極投入研究與新發展，更會鞭策自己不能懈怠，而陳適安則是扮演領導大家一路往前衝的重要角色。

經過兩年扎實的學習，溫斯企在研究與技術上都相當純熟，返回署立新竹醫院後，順利設立電燒術中心，服務桃竹苗地區民眾。

一九九六年左右，雖然心房顫動電燒術研究尚未有具體成果，但秀傳醫院心臟科主任李冠偉，了解陳適安在心律不整上的專精，便派當時為總醫師的陳建志（現任秀傳醫院醫療副院長）向陳適安學習，為秀傳醫院發展心律不整治療，培養了專業的種子醫師。

做海綿，不要做麻糬

陳適安對學生的訓練，早有一套相當扎實的標準作業程序（SOP），即使是外院的學生也絲毫不馬虎，課程安排一樣嚴謹。

陳建志說，通常第一年必須做動物實驗，也就是認識基本的電氣生理學，例如進行天竺鼠動物實驗，打入內毒素，造成天竺鼠敗血症休克，並觀察心臟是否收縮等；第二年才能進入臨床電氣生理，開始實際接觸病患，例如檢查患者屬於哪一種心律不整，以及如何做電燒術等。

陳建志印象最深刻的，是老師曾鼓勵大家，「要像海綿一樣，能吸收就趕緊吸收，不要像麻糬軟爛不成形。」而他返回秀傳醫院後，已能治療簡單的心律不整個案，例如上心室心搏過速、心房撲動等。

而今他也學習陳適安團隊分工的理念，積極培養心房顫動電燒術人才，期盼拼出心律不整領域的完整拼圖，造福更多中臺灣病患。

陳建志學習兩年後返回秀傳醫院，但為了不斷獲取新知及技術，每週仍有兩天到北榮繼續進修，如此也維持近兩年時間。

為了趕上七點的晨會，陳建志有時得凌晨三點搭火車，再轉公車，或是開夜車在清早抵達，一分鐘都不敢遲到。而當他二〇一九年再度回到北榮做短期進修，發現陳老師鐵的紀律及每天晨會的SOP，竟然絲毫沒有改變。

再苦也要撐下去

一九九八年加入團隊學習的林維祥，提起跟隨陳適安的歷程，直呼是

「一個奇蹟，對我影響很大。」

當時三軍總醫院想發展心律不整領域，於是透過北榮心臟內科前主任丁予安的協助，指派當時仍是總醫師的林維祥前往學習。

林維祥的印象十分深刻，一見面陳適安便嚴肅地告訴他，這一年會非常辛苦，每天要讀論文、做研究，「老師是不希望有些人半途而廢，白費他們苦心的教導。」

不過，後來他發現，與陳適安均是嘉義中學畢業，多了學長與學弟的關係，也多了份親切感。

「絕不能讓老師問問題，一定要自己先問問題，」林維祥笑著說。剛開始的三個月，如同當兵的新兵訓練，不僅晨會時陳適安會不斷提問，且每位學生有一個專屬小方格櫃，老師只要看完一篇論文或資料，便會請祕書依照學生的學習範疇，一一放到格子中。學生看到自己的格子中放了資料，必須趕緊看完，如果不跟上老師的腳步，一定會被問倒，尤其當時要加入陳適安的團隊相當不容易，再辛苦都得撐下去。

研究、臨床不偏廢

辛苦總會有代價，林維祥當時負責分析肺靜脈X光與血管攝影資料，觀察陣發性、永久性等不同病患的心房顫動影像變化。他每天晚上必須看許多患者的影像資料，最後彙整、分析，得到的結論發表於二〇〇〇年《循環》，且獲得相當高的引用率。

二〇〇三年，他再度於《循環》發表非肺靜脈影像和電燒術成效分析研究，往後有相關研究均會引用這兩篇論文，屬於高引用係數的論文，「在北榮不但有論文發表，臨床技術也不偏廢，」林維祥相當慶幸。

令他印象深刻的是，二〇〇〇年，他與老師及團隊一同前往美國心臟醫學會，負責全程以英文發表論文。前往美國之前，陳適安就安排訓練，讓學生以英文演練多次，所以實際站上演講臺時，大家都感到駕輕就熟。

林維祥認為，跨院學習最大的收穫，是建立起長久的交流合作。跟隨陳適安學習，有助三總快速發展心律不整電燒領域，而三總在人工智慧（ＡＩ）上發展的腳步較快，例如利用ＡＩ系統判讀心電圖，用於早期診斷心肌梗塞或血鉀濃度高低等問題，所以當北榮團隊著手發展ＡＩ時，三總也不吝提供過往的經驗。

大家一起成長，是他認為最難能可貴之處。

培養團隊走向國際

經過二十多年的努力，陳適安致力於培養學生，並結合學生的興趣，給予每個人不同的任務方向，逐步拼出完整的心律不整拼圖。他心中的理想是，整個團隊必須走向國際化，掌握國際脈動。

對於學生們有興趣的領域，不管是基因、ＡＩ、基礎研究，只要他們願意投入，陳適安一定盡全力提供資源、人脈，送學生出國學習，或者連結國內資源。

在他多年來不斷投入之下，北榮心律不整團隊目前慢性心房顫動電燒術痊癒率約六五％～七五％，陣發性約八〇％。陳適安認為，除非全世界有人能發展出更新的方法，讓痊癒率突破九〇％，否則這個心律不整團隊的地位，在全球都難以超越。

專注基礎研究——陳亦仁

「抗壓性好、掌握力佳，」陳亦仁認為，這是陳適安希望他投入基礎研究的重要特質。

現任萬芳醫院心臟內科專任主治醫師陳亦仁，提起與陳適安的相識，總有說不完的話題。當年他正面臨要選擇次專科，而陳適安正好有意找臺北醫學大學第一名畢業的他加入團隊，「有這麼厲害的主治醫師找我加入，當然二話不說就答應了。」

罹患心律不整的病患，必須先經過電氣生理學檢查找出致病原因，才能決定治療方式，亦即治療程序就包含了研究的部分。所以美國的心臟醫學界要求心臟科醫師，在接受專科訓練後，必須進行一年的基礎醫學研究，而這也是張茂松、陳適安都很重視基礎醫學研究的主要原因。

陳亦仁加入團隊之後，先是時任陽明大學傳統醫學研究所所長洪傳岳認為，有些中藥對心律不整有療效，建議陳亦仁前往學習，之後又跟隨陳適安的基礎研究老師林正一學習。

當時，陳適安帶著陳亦仁，前往國防醫學院面見林正一，拜託他親自教導陳亦仁。這件事讓陳亦仁至今難忘，陳適安其實可以用電話請託就好，但親自拜訪，既代表他對林正一的尊敬，也顯現了他對陳亦仁的重視。

沒有機會偷懶

「我原本的生涯規劃中，沒有做研究這個選項，卻花了最多心力在研究上，」陳亦仁說。在當時的大環境從事基礎醫學研究，就如同在茫茫大海中航行，相當孤寂。每天埋首實驗室，希望有成果出現，但即使看到研究成果出現了，也不能就此滿足，因為還有更多的領域有待探索。

他回想做研究的那段日子，緊繃到連睡覺時也會想著，自己暫停休息的時候，別的國家正是白天，而別人正在積極突破與進步之中。

所幸努力沒有白費，陳亦仁分離出全世界第一株肺靜脈細胞，並證實肺靜脈中也有心臟細胞，成為肺靜脈會引發心律不整的最好證據，也在國際期刊發表了很多篇原創性研究論文。

由於長期投入，陳亦仁也成為心律不整基礎研究的重要人物，甚至建立起心律不整動物實驗的模式。陳適安開始將國內外學生的基礎心電生理學都交由陳亦仁訓練，這也是他持續待在研究領域的原因之一，「我沒有機會偷懶，」陳亦仁說。

後來，陳亦仁擔任臺北醫學大學第一屆臨床醫學研究所所長，也和多年來陳適安不斷請他訓練學生有關。因為他懂得如何訓練學生、如何引導學生找到研究方向，以及了解學生有多少能力。尤其國外學生的學習時間有限，回國前一定要有成果，所以他會協助設計出適合學生且較有可能成功的實驗題目。

多年來，陳亦仁與陳適安始終保持密切合作，在培育學生基礎研究上，是陳適安相當大的助力。

影像定位——曹玄明

一九九九年前後，正是心房顫動電燒術風起雲湧之時。過去因為心房的血管結構複雜，大家對心房影像也較陌生，因此，如何在心臟迷宮中找到正確的心房顫動定位，是非常關鍵的技術。

當時，國際間普遍仰賴的是導管與X光片，甚至認為已經足夠，不過陳適安相當有遠見，另賦予曹玄明極為重要的任務，就是透過電腦斷層與核磁共振影像檢查結果分析，清楚確認這些複雜的位置，而此舉可以大幅提升患者的安全。

「陳老師教育我們，身為醫師，除了臨床治療，也要有研究的能力，」身為陳適安的關門弟子，曹玄明回憶，起初在摸索階段，他每天晚上七、八點看診結束後，立即趕到放射科，在吳美翰、余文鍾醫師的協助下，藉由核磁共振研究左心房與肺靜脈。

不到兩年時間，他們累積了兩百多例病患的影像資料，多方嘗試之後，將肺靜脈連接心房的四個洞口做了清楚的界定。並在二〇〇二年前後，於《心血管電氣生理學雜誌》發表了〈左心房、肺靜脈與核磁共振影像特色及變化分析研究〉，這也是全球首次在國際期刊發表系列性的影像研究結果。

舟車勞頓也要持續研究

雖然曹玄明為了就近照顧母親，返回宜蘭工作，但往後近二十年，他仍不斷向陳適安討教並切磋。

早期，臺北到宜蘭交通不如現今方便，他有五、六年的時間，每週搭車回北榮，持續投入影像研究，甚至擴展至電腦斷層領域，在影像分析研究上成果斐然。

此外，二〇〇七年至二〇〇八年，在陳適安的引薦下，曹玄明前往美國約翰霍普金斯大學學習心臟影像。他說，美國在心房顫動電燒術方面確實不如臺灣，但在電腦斷層或多影像結合等醫工上，仍然具有領先地位。

隨著影像分析的研究不斷推進，全世界醫學中心漸漸接受術前應做電腦斷層或核磁共振的原則。

二〇一二年，美國心律醫學會、歐洲心律醫學會、亞太心律醫學會合作撰寫專家共識治療準則時，陳適安與曹玄明均有參與，曹玄明是影像用於預防及早期偵測併發症方面的主筆。

而今影像發展愈加蓬勃，甚至可以運用3D影像與核磁共振影像重疊，比對出導管放置的位置是否正確。影像的運用成為電燒術的重要角色。團隊成員的廖若男與郭泠，則相繼從事心律不整病患的影像學研究，利用心臟超音波、電腦斷層及核磁共振等影像協助心律不整的診斷及治療。

高階數學演算──林彥璋

為了突破電燒術成功率，必須了解心房顫動機轉。

因此，北榮心臟科主任林彥璋運用高階數學計算模式，進行心房顫動心內訊號系統化的研究。首先剔除心室訊號後，再利用頻譜分析技術，結果發現不同的陣發性心房顫動來源，其放電頻率及頻譜分布有其特殊性。

二〇〇六年，心律不整團隊使用頻譜分析，研究病患心房顫動時的心內訊號主頻分布，預測出顫動的來源，發表於心臟醫學雜誌排名第三的《美國心臟病學會期刊》（*Journal of the American College of Cardiology*）。這項技術研發不僅嘉惠北榮團隊醫師，也被納入全球心房電燒術準則，列為輔助電燒術的方法之一。

「陳老師常告訴大家，做事情要專一，並且有系統性地去發展，」因此，林彥璋投入高階數學計算領域，持續不斷地研究。

到了二〇一三年，複雜的訊號也可以透過更高階的非線性邏輯進行演算，經由電腦程式篩檢讓訊號單純化，利用立體定位系統呈現來源的影像，讓醫師在解讀時能明白病徵。就像是利用人工智慧把雜訊去蕪存菁，透過精準的模式來了解病患，且對症下藥，提升手術成功率並降低併發症。

此外，林彥璋也被賦予使命，從事致命性心律不整的研究及電燒術治療標準化。

目前，北榮已連續六年擔任亞太心律醫學會在致命性心律不整方面的最佳訓練中心，未來更希望能找出患者的致命性基因，預防猝死發生。團隊成員鐘法博更是全亞洲心室頻脈電燒術的代言人，屢屢與林晉宇、張珽詠前往世界各地示範器質性心室頻脈電燒術。廖英傑（現任彰化基督教醫院心臟內科主治醫師）更是單人完成心室電風暴電燒手術，將病人從鬼門關拉回來。

大數據分析——趙子凡

過去，醫界對資料庫的大數據分析抱持不同看法，有些人認為真實性不夠，有些人卻認為能從中獲得寶貴的統計資料。

二〇〇九年加入心律不整團隊的趙子凡，對健保資料庫大數據有著濃厚的興趣。當陳適安聽聞趙子凡的想法，相當認同他想研究的領域，但也立即問了一個關鍵問題：「資料庫資料的可信度是否已經過驗證？」因為要執行大數據分析，重點就在於資料數據本身要有高正確性。

在趙子凡確認國家衛生研究院已驗證過之後，陳適安讓他著手進行研究，後來在《循環》等影響係數二十五至三十分之間的頂尖醫學雜誌中，發表了不下十篇優質論文。

當時亞洲很少有心房顫動大數據分析，趙子凡會投入其中，出發點就是為了解決病人在臨床上的問題。

補強臨床試驗

大型臨床試驗有其重要性，但動輒五年以上才會有結果，難道病人的問題可以放著五年不管？因此，在這段期間仍然需要積極找出可能的解決方案；況且臨床試驗要考慮個案人數，以及成本效益、倫理等，並非每一個問題都能進行臨床試驗，這時就可考慮透過大數據試著找答案。

二〇〇九年抗凝血新藥問世，陳適安眼光獨到，當時便建議趙子凡可以朝此方向思考。

舉例來說，他們曾利用大數據進行一項九十歲以上心房顫動病患的中風預防分析，希望透過大數據，研究長者服用或未服用抗凝血藥物的中風機率。因為臨床試驗不可能大規模地讓高齡者成為實驗對象，所以藥物上市後的大數據分析，或許可以用來解答一些問題。

「很多發想都是跟老師聊天聊出來的，而且老師非常開明，很尊重學生的興趣，」趙子凡說。

建構臺灣的風險評估系統

由於心房顫動病人的中風機率高，所以需要服用抗凝血藥物預防，但抗凝血藥物又會增加出血風險。因此，需要一項風險評估分數系統，找出那些中風機率偏高、值得冒出血風險服藥的病人。

趙子凡靠著大數據分析及國際指引的建議，逐步建構出屬於臺灣的風險評估系統。

趙子凡說，臺灣一直沒有完整的數據資料，例如患有心房顫動的比例究竟是多少？「我希望讓臺灣本土資料更加完整，」他認為，臺灣應該有自己的流行病學數據資料，他利用兩千三百萬人的健保資料庫，分析出國內心房顫動患者的比例，也分析出有多少臺灣人會罹患心房顫動等數據。此後，臺灣的資料漸趨完整，大數據分析發揮了很大功能。

「大數據是一個很好的工具，要看自己如何去運用，」趙子凡認為，若想僅透過大數據分析產出一篇被國際接受的論文，就一定要有目的性，使用正確方法讓精確度更高。

研究觀點接地氣

趙子凡得知，英國利物浦大學教授古格里．利普（Gregory Lip）是心房顫動大數據分析的權威，很希望能赴英國跟著他學習。

陳適安最樂見的，就是學生主動學習的精神，而學生需要的資源，他一定全力協助。因此，陳適安迅速聯繫利普，安排趙子凡前往學習並討論雙方合作。此後，雙方的合作與友誼維持了二十多年，共同發表多篇具有高度影響力的論文，其中許多也成為日後制定國際準則的參考。

「因為當時北榮心律不整團隊沒有醫師研究此領域，所以我非常贊同他朝此方向努力，沒想到會有這麼好的發展，」陳適安說。

北榮與利普合作多項嶄新研究，例如採用健保資料庫分析發現，八十五歲以上病人服用抗凝血藥物後，中風率明顯下降；應間隔多少時間，對心房顫動患者進行引發中風的分數評量，以及何時應使用抗凝血藥物等，都已經有研究成果數據在頂尖期刊發表。

起初，趙子凡的研究論文還需要陳適安修改、補強，幾次之後，他已能掌握得很精準。陳適安認為，趙子凡提出的研究觀點很好且接地氣，論文不僅發表在國際期刊，並在美國醫學會（American Medical Association）官方期刊刊登，最近幾年韓國也開始跟進他的研究方向。

趙子凡現今經常受邀赴國際醫學中心演講，已是世界知名的醫師。

自律神經的影響——羅力瑋

二〇〇四年進入陳適安心律不整團隊的羅力瑋，雖然沒有跟上心房顫動的前期發展，卻是後起之秀。

他回憶，陳適安升任北榮副院長搬遷辦公室時，曾將一九八〇至一九九〇年代所有心律不整初期發展的紙本研究資料留給學生，「那是好幾大書櫃的資料，而且以英文字母A到Z整齊編碼排列，資料上密密麻麻可見老師的注記。老師只要提起以前曾看過什麼資料，學生就得趕緊找出來。」

致力降低復發率

羅力瑋知道陳適安希望每位學生專精不同領域，才能發展出與其他人不同之處，做出具有獨特性的研究。

他加入團隊時，心房顫動電燒術已發展多年，部分患者出現復發的情形，因此，臨床研究朝向如何治療復發病人。

他觀察發現，許多復發來自非肺靜脈，甚至必須進行第二次或第三次電燒手術。二〇二一年最新研究也發現，經過十年追蹤，持續性心房顫動患者有高達八成會復發，以至於，如何降低電燒後的復發率成為現今熱門議題。

羅力瑋的基礎研究領域，主要是自律神經對心律不整的影響。他在成為主治醫師前的國外短期進修，選擇到美國專研自律神經與心律不整的奧克拉荷馬大學醫學中心，從活體的動物實驗開始，觀察自律神經如何造成心律不整，因為對該領域產生極大的興趣，返臺後決定持續發展。

羅力瑋分析，為何患者的心律不整是在今天的某個時點發作，而不是前天的某個時間，或者為何是白天而非晚上發作，甚至為何有些人是在運動後發作，這些均與自律神經有關。

他舉例，半夜或吃飽飯後發作的心律不整，通常與副交感神經活性較高有關，尤其是愈年輕的人愈容易發生，且心臟結構正常；反之，本身有心臟衰竭等結構性心臟病的患者，則較容易在白天發作。然而更重要的是，發現問題後要找出治療的方法，藥物或電燒，哪一種對病人更適合。

在亞洲國家中，羅力瑋是唯一將神經系統與基礎及臨床心律機轉結合的心臟科醫師。

學術研究質量居全球前列

陳適安的高醫學弟翁國昌，形容陳適安如同「總鋪師」，指揮全局，其他學生則各自負責自己的「手路菜」。陳適安要求大家從各國發表的研究中找尋新的熱點投入，再配合團隊發展的方向前進，正因如此，團隊在國際知名期刊發表的學術論文，數量每年都居全球前三名。

「大家最大的樂趣之一就是發表國際論文，」翁國昌表示，「論文發表競賽」是鼓勵大家前進的動力，陳適安經常會發覺有趣的研究方向，建議大家繼續發展。

翁國昌指出，論文發表是醫師升等的關鍵，因為他過去在團隊中陸續發表論文，以及在技術上不斷精進，後來被延攬擔任中山醫學大學醫學院院長，也是心律不整團隊的第一位醫學院院長。

截至目前為止，北榮心律不整團隊培養了十七位教授，留在北榮的十四位心律不整主治醫師，有十一位能進行心房顫動電燒術，全臺能進行此項手術的醫師，接近三分之二是陳適安的學生。

「團隊中不能僅有少數幾個人特別傑出，」陳適安說，團隊中能做到當責的醫師占多數，正是因為從日常訓練中不斷地教育，讓大家均能各自承攬重任、獨當一面，進而讓團隊更為壯大。

第八章
寬嚴並濟的領導者

為了成就學生、帶領團隊，陳適安儘管以嚴謹出名，但更有溫暖的關懷與全方位的支援，甚至成為外籍學生在臺灣的家人。

陳適安的學生們自認為是一支治軍甚嚴的軍隊，《中華民國心臟學會雜誌》的英文編輯林玉英也形容，陳適安率領的心律不整團隊，「實力極強」。不論在學生時期、擔任主管，或是捍衛自己的研究，陳適安向來有話就說、有問題立即解決，知曉他個性直率的父親，擔心他得罪人，總會不時提醒他「事緩則圓」。因此，提起「陳老師」無人不服氣，因為他的威嚴也伴隨有圓融與溫暖的一面。

不容馬虎的嚴格訓練

提及在北榮受訓，謝敏雄笑稱為「魔鬼訓練營」。他說，第一天加入團隊時，學長就給他臨床研究案，並且說準備在三個月後投稿美國心律醫學會年會。

接下來大約半年的時間，每週有兩個晚上，謝敏雄和學長推著儀器，從醫院大樓到實驗大樓做動物實驗，經常熬到半夜，還必須趕上隔天早上七點的晨會。

晚上九點、十點左右，陳適安會不定期以電話與學生們討論研究內容和進度，學長常告誡，一定要記得老師打電話的時間，與老師詳細討論。因為團隊的人很多，白天每個人都很忙，很難聚在一起，因此陳適安以一對一的方式與學生們對話。

此外，在臨床電燒技術也不容馬虎。進入團隊第一天，謝敏雄被要求必須熟讀原文的心律不整「聖經」，因為陳適安在進行電燒術時隨時會與他們討論問題。學長也告訴他，必須仔細翻閱大約一百份左右的電燒紀錄，因為看完這些紀錄，應該就能了解電燒時老師會做些什麼。

難以企及的火眼金睛

他形容，陳適安有一雙火眼金睛。電燒手術時，心導管室的電腦紀錄，是以每秒一百至兩百毫米的速度在輸出，除了上導管手術檯的醫師，其他醫師都在控制室緊盯著電腦螢幕判讀訊號，比賽誰先看出端倪。

不過，往往大家看了半天，什麼也沒看出來，但陳適安走過去瞄一眼，就能看到心律不整的波形，讓大家頓時傻眼，趕緊回頭仔細尋找。

謝敏雄稱陳適安為「老大」，老大手術時講求「唯快不敗」，一坐下來，若發現器材還沒擺好，二話不說就下令換人，很多學生都有當場從手術檯被換下的經驗。謝敏雄笑著形容，「老大是名副其實的東方不敗，甚至放諸西方，也很少有人能是他的對手。」

一九九六年加入團隊的蔡青峰，和陳適安的緣分從住院醫師便開始，選科時，陳適安主動邀請他進入心律不整團隊。

當時是主治醫師的陳適安，在電燒手術上已相當有名氣，「能進他的團隊相當榮幸，」蔡青峰說，當時陳適安年輕有衝勁，每次跟著老師查房，他總是走樓梯且步調快速，學生幾乎要用小跑步才跟得上。

蔡青峰還未正式進入團隊，已向學長陳亦仁打聽需要準備些什麼，陳亦仁開了許多書單，而陳適安會常常問他：「書看完沒？哪些地方有問題？」

對自己的要求不少於學生

不過，陳適安不僅對學生嚴格，對自己更是。有次一起用餐時，陳適安告訴蔡青峰：「我最近比較早睡，大約凌晨兩點，趕緊看完論文睡覺。」聽到老師如此投入於研究中，身為他的學生更加不敢懈怠。

一九九五年來到心律不整團隊學習的馮安寧（現任振興醫院心臟醫學中心主治醫師）說，心律不整領域光看書是不夠的，但他相當佩服陳適安，將心律不整相關書籍全部看得滾瓜爛熟。

他說，這些書每一本陳適安都看了很多遍，學生接到陳適安晚上詢問進度的電話，若隨便回答在看某一本的第二十頁、有關某某的內容，馬上就會被抓包，「陳老師不能隨便呼攏。」

引薦學生國外參訪

陽明交通大學附設醫院醫療副院長曹玄明，因為父親罹患心律不整，讓他萌生投入心臟科的念頭，後來在北榮擔任住院醫師時，有次在圖書館遇到陳適安，陳適安詢問他有沒有興趣加入心律不整團隊。

曹玄明知道陳適安的嚴格是出了名的，他要求學生在教學、臨床與研究三方面都能兼顧，而且要做到最好，每個學生壓力都很大。不過，讓願意教導學生的老師鞭策，更能讓自己快速成長，因此曹玄明決心加入。

他說，陳適安發表的論文相當多，且早已國際聞名，因此也會不停督促學生做研究、寫論文，「那三年打下我最扎實的基礎，很感謝老師的傾囊相授。」

學生在團隊磨練三年後，陳適安會想辦法籌措經費，讓學生赴美國參訪一個月，與當地知名醫學中心大師學習。因為是陳適安的引薦，學生在當地都備受禮遇。

曹玄明曾赴加州大學舊金山分校跟著馬文．沙蒙（Melvin Scheinman）教授學習，「他是老師的老師等級的人物，那一個月學到的不只是醫療專業，還包括與國際的互動。」

陳適安做這些並非為了自己，一方面希望栽培提拔學生，另一方面則是為了提升臺灣心律不整的醫療水準。

一九九五年剛升任臺中榮總心臟內科主治醫師的黃金隆（現任陽明交通大學教授、臺中榮總教學部主任），因為當時院內正要發展電氣生理學檢查及電燒術，派他到北榮接受訓練。

一天不讀期刊渾身不對勁

黃金隆回憶，他都還沒報到，就已收到兩本厚厚的英文教科書，而且陳適安規定需在期限內閱讀完畢。他說，陳適安常常提醒團隊成員，「我們這個地方是International EP center!（國際心律不整中心）」，以自我期許的方式來鞭策學生們不斷前進。

二〇〇〇年起，高密度電極分析與3D立體定位快速發展，黃金隆也在陳適安的指導下，攻讀陽明大學臨床醫學研究所博士班，使用3D立體定位研究心房擴大產生心律不整的機轉。

由於陳適安相當重視研究，因此黃金隆積極投入，並在二〇一五年獲得陽明大學部定教授，成為陳適安學生中第七位教授。

黃金隆笑說，跟著陳適安學習的日子，若一天沒有閱讀醫學期刊便會渾身不對勁，若一段時間沒有寫論文感覺更是奇怪。每天沉浸在學習與研究中，行為模式好像已深植到基因裡。

時間絕不可浪費

全臺灣的心律不整領域都知道，陳適安的學生即使出國參加國際會議，也不浪費一分一秒。

羅力瑋說，每回搭乘同班機的其他醫療團隊醫師，航程中都在放鬆看電影，但他們除了睡覺休息外，都在看研討會的資料，了解議程及內容，「陳老師不希望大家浪費時間。」

一開始難免有些哀怨，但羅力瑋後來慢慢感受到，利用搭飛機時間閱讀確實是很好的方法，因為平常工作忙碌，很難有這麼安靜不被打擾的時間，咀嚼消化這麼多資料。

謝敏雄對這件事同樣印象深刻，他和陳適安一同出國參加研討會，搭飛機時老師總坐在他後面，讓他感覺背後有雙眼睛盯著。

更讓他難忘的是，早期陳適安會要求學生出國時和他同住一房，一方面為節省經費，另一方面是督促學生晚上準備隔天的研討會。

「回到飯店房間後，老師坐在沙發上看資料，而我坐在書桌前看資料，」羅力瑋笑說，這應該也是大家共同的難忘經驗。

聽到學生回憶這段往事，陳適安笑道：「起初是為了節省經費，後來才發現能順便觀察年輕人如何準備研討會，也幫忙他們擬好參加開會的小細節，而且從小地方就能看出他們的個性。」

陳適安說，許多國際大師都非常有紀律，且善於利用零碎時間，例如美國心律醫學會官方雜誌前主編艾瑞克．普里斯托斯基，每年需要處理上千篇投稿到雜誌的論文，平均每天要審稿或修稿三篇，所以回家之後不是休息，而是繼續坐在書桌前工作，每天僅睡四小時。

因此，陳適安認為搭飛機之類的時間更該好好利用，「任何一位成功者都很會善用時間，每個人每天都有二十四小時，就看你如何運用。」

同步分享國際研討會新知

通常國際研討會現場有數十間會議室，八百多篇論文集中在三天內發表，因此一定要事先了解每場的會議主題、哪些醫師的報告值得聽。

一開始是由陳適安幫學生挑出應該參加的場次，後來他希望學生自己規劃好，事先準備充分，才不會浪費出國吸取知識的機會。回國後，他會要求參加國際會議的醫師報告研討會新知，有哪些能夠當作未來發展方向。

近幾年來，團隊成員養成了好習慣，只要出國參與研討會，每天都會將研討會的新知或問題寄電子郵件給陳適安，也和整個團隊分享，大家一起進步、成長。

有一次，陳亦仁跟陳適安一起到美國西雅圖參加研討會，最後一天的下半天會議內容不多，他便約了美國好友碰面，沒想到返回會場時被陳適安曉以大義，所謂「好酒沉甕底」，不應該放棄最後的場次。

陳亦仁說，每次陳適安將學生交到他手上時，總不忘提醒「不要罵太凶」，而他則覺得好笑，「老師有資格這麼說嗎？」不過他也認為，正因為陳適安的嚴謹，才有今日的他。

除了學生之外，學弟邱春旺也經常和陳適安一起出國參加研討會。有趣的是，陳適安開完會總是立即返臺工作，邱春旺也習慣跟著陳適安的腳步，很少停留在國外遊覽。

便宜行事零容忍

雖然學生們對陳適安又敬又畏，但其實他給學生們的嘗試空間很大，有任何困難或問題都可以提出討論，但若學生們想要便宜行事，也會讓他不以為然，「零容忍」。

陳適安舉例，心房與心室中間有兩片像葉子一樣的瓣膜，瓣膜下面有腱索連結在心室中強壯的乳頭肌（papillary muscle）上。就是靠著腱索與乳頭肌拉著，瓣膜打開時才不至於完全掀開，可以復原閉合。但當乳頭肌承受過多壓力，便可能異常放電，造成心律不整，也就是「乳頭肌心律不整」。

此外，心臟電流的傳導，是從心房竇房結發出，經房室結到希氏束（His bundle）再到心室，有時候電流到了房室結就往回傳，便會引發心律不整，稱為「迴旋性心律不整」。

這兩種心律不整的起源點相當靠近，然而採用的電燒方式並不相同，若要精準分辨，最佳方式是採用心內超音波，確認異常放電的位置。

教導按部就班的重要

陳適安的學生，曾整理十二例乳頭肌心律不整病例，寫成論文並且投稿，雖然論文獲得接受，但審稿員進一步詢問，這十二例是否都有經過影像檢查，確認是乳頭肌心律不整？

陳適安說，當時國際間有多篇關於乳頭肌心律不整的報告，一方面學生過於相信這些研究報告，傾向是乳頭肌心律不整的病例偏多；另一方面學生以心內超音波需由病人自費為由，僅有六例，也就是五〇％的案例進行了影像學檢查。

陳適安認為，若病患不願意自費，還有其他方式可以解決，「說到底，他們就是怕麻煩而不願意克服這些困難。」

「做事情必須按部就班，將該做的事情做好，」從小處便能看出陳適安對臨床治療及醫學研究的精準要求。後來，學生對另外六例進行了心內超音波等影像檢查，發現確實有幾例是迴旋性心律不整。

藉此機會，陳適安告訴學生們不能便宜行事，應有的步驟絕不能省略。

雖然學生做錯事，陳適安一定糾正，不過，他不是一位會將學生踢出師門的老師。「即使做錯事被我罵，我也會再慢慢教導他，」他認為，每個人都有個人特質，即使學生一時找不到目標，或做出的研究尚有改進空間，他也依然會繼續給機會和資源，讓學生慢慢探索出適合自己的方向。

鄉下孩子更應在臺北打拚

陳適安看似不苟言笑，其實內心柔軟，和學生並肩走在病房長廊時，總會聊聊醫療之外的話題，從家庭、人生規劃到情感，無所不包。

從陳適安的角度，那是對學生的關心與了解；而從學生的角度，則能感受到老師的用心。

陳適安剛擔任心臟科主任時，趙子凡是總醫師，陳適安觀察到趙子凡有才華又認真，邀請他加入心律不整團隊。不過趙子凡那時最大的目標，是學成後返回家鄉彰化開業。

趙子凡告訴陳適安，自己是鄉下小孩，並沒有成為國際級醫師的偉大夢想。陳適安沒有強力說服他留任，只是繼續全力栽培，要求他多加強心律不整與心臟電氣生理學的知識，並且告訴他自己的心路歷程。

陳適安是嘉義人，也是南部的孩子，卻一路在臺北發展，他告訴趙子凡：「鄉下小孩，更應該留在臺北好好打拚。」

看見不一樣的世界

「老師曾說，做那麼多研究，最主要就是要解決病人臨床的問題，」兩人時常以臺語閒聊，趙子凡漸漸理解陳適安領導心律不整團隊的理念，以及對每位學生的深厚期許，也開啟了他對電氣生理學的視野。

後來有一天，趙子凡主動告訴陳適安，想利用健保資料庫進行心房顫動大數據分析研究。這表示，趙子凡選擇留下來，加入團隊和老師及學長姊們一起努力了。

雖然，趙子凡原本的人生目標並非「打國際盃」，但陳適安的慧眼青睞、循循善誘，激發了他的鬥志，憑著努力研究及磨練臨床技術，如今也已在國際間嶄露頭角。

陳適安的那句留下來一起打拚，十多年來一直在趙子凡腦海中，他非常感謝陳適安當年的看重及勸說，讓他看見了不一樣的世界。

陳適安培養學生是不求回報的，即使提供所有資源給學生，甚至培養他們成為教授，倘若他們不願意留在團隊，繼續從事心律不整治療與研究，或有其他生涯規劃，他也尊重每一位學生的選擇。

對於教育學生，陳適安在鬆與緊之間，總能妥善地拿捏。

全面支援學生需求

陳適安嚴謹，但卻是嚴之成理。為了成就學生，除了要求與鞭策，當然更要有溫暖的關懷與全面的支援。

他認為，帶人要帶心，首先必須對學生有全面的了解，當他們有需求時，才能提供適當的幫助，「不能光是要求，行有餘力應該協助解決學生的問題，」陳適安這麼認為。

曾經有位醫師張斑詠（現任陽明交通大學兼任助理教授、北榮內科部心臟科主治醫師），因為青光眼病情加劇，怕耽誤醫院工作，向陳適安提出離職申請。

陳適安馬上約他吃飯，關心他青光眼的狀況，提醒他早中晚都要量眼壓，並且調整作息。接著陳適安耐心分析，離開北榮，外面的私人醫院更不適合他，做心導管每天盯著螢幕一樣傷眼。

同時，陳適安提出解決方法，除了暫緩他正在進行的研究報告，也調整他的工作內容，將手邊待整理的超音波檢查資料，交由其他主治醫師及總醫師協助完成。

還有一次，他向陳適安提及，同具醫護背景的太太將加入科技部生醫科技人員訓練計畫，前往美國史丹佛大學進修，他想跟隨太太一同前往。

張珽詠此時赴美，中斷了學習，恐怕無法和同屆醫師一起，如期考取心臟科專科醫師。不過，陳適安不是勸阻他，反而提出了兩全其美的解套方法。陳適安立即寫了介紹信，讓他在美國期間赴加州大學舊金山分校醫學中心進修，如此一來，返臺後仍具有如期考試的資格。

陳適安總是掛念學生的前途，倘若學生訓練之後無法留任北榮，他一定幫學生們找出路，引薦到其他醫院就職，這也是大家對他有極高向心力的原因之一。

團隊就像大家庭

陳適安對學生的關心，融入在日常相處中，他經常趁一起用餐時了解學生的問題，並提出可能的解決辦法，在學生們眼中早已習以為常。

陳建志也分享，一九九九年他結婚隔天，就要和陳適安遠赴美國參與研討會。陳適安不但讓他帶著新婚太太前往度蜜月，還送了一條精緻的領帶及大紅包。還有，陳適安知道羅力瑋的父親退休了，時不時也會問候他是否適應，真是位很溫暖的老師。

陳適安希望團隊就像一個大家庭，每年會舉辦「家庭日」，邀請學生們攜家帶眷一起談天、享用美食，展現了辛勤工作的另一面。

蔡青峰說，後來他才了解，陳適安關心學生，和學生聊生活、聊家庭，是希望學生能心無旁鶩地投入研究，若帶著心煩的事情工作，效果絕對不會好。另一方面，陳適安也必須對學生的狀況有相當的了解，才知道他是否適合進入團隊。

如師如父

陳適安在學術上追求新知，甚至引領研究發展方向，但在為人師表方面，卻是極為傳統般如師如父的角色。不但在研究及專業上要求嚴謹，連學生的做人處事、應對進退，他也時加指點。

有次在餐會上，陳適安覺得某些食物很好吃，特別拿了一些給羅力瑋，但羅力瑋當時已經吃得很飽，沒有多想便婉謝了老師的好意。事後，陳適安提點他，「長輩特別拿東西給你吃，你就算吃飽也要先接受，怎能拒絕？」陳適安考量的是，如何進一步讓學生懂得社交場合的禮儀。

他從簡單的日常中，了解每位學生的特質，也會適時提醒學生，做一件事情是不是要考慮得更深、能不能做得更多更完整。透過循循善誘，讓他們能自我思考，有沒有可以改進與精進之處。

不過，時代在變，世代交替，師生相處模式也必須適時調整。陳適安笑說，原本他也想以恩師教導他的方式教導學生，但是現今的學生都很有自己的想法，所以他也學會放手，讓學生們去嘗試。當他們碰壁或得不到結論時，他再提出要求和建議，學生們才會真正接受。

陳適安舉例，目前很多論文已是由他的學生們督導更年輕的學生完成，有一次，羅力瑋和他的學生負責一篇追蹤心房顫動患者十年的報告，必須盡快做出成果，陳適安給了他們一週又一週的時間，卻一直未能完成。

他仔細觀察後發現，原來他們僅透過電子郵件一來一回，不再如以前的師生，會聚在一起一次又一次討論與分析。最後，陳適安建議羅力瑋，乾脆專注花兩天時間，把學生聚在一起，面對面地邊討論邊修改，果然不到兩天便將論文完成了。

當外籍學生的家人

陳適安的外籍學生多，體諒他們離鄉背井、人地生疏，對他們的關心又更周到一些，經常詢問他們的飲食是否習慣、與家鄉家人的聯繫，把自己當成他們在臺灣的家人。

有一次，一名才來半年的埃及醫師，突然沒到教室上課，陳適安擔心他出事，立即向帶領這名學生的指導教授了解情況，甚至擔心是他們用錯教學方法，讓外籍學生壓力太大了。

陳適安與大家商量方法，一方面透過與埃及醫師較熟的外籍學生聯繫他，另一方面也想好要如何開導安撫，希望他放輕鬆一點。所幸最後只是虛驚一場，原來是他睡過頭了。

全方位照顧學生

會被派到國外學習的醫師，通常都在年輕氣盛、血氣方剛的年紀，有時為了排遣人在異地的孤寂，或者調和沉重枯燥的學業及工作，造成在臺北的交友狀況太複雜，有感情問題等，種種情況讓陳適安回想起來都不禁皺眉感嘆：「教學生真的不容易，各方面都得顧慮到。」

也有些外籍醫師有自己的飲食習慣，吃不慣臺灣料理，例如印度人多半吃素，而且有的能吃蛋、有的不能。想念家鄉味的時候，外籍醫師會偷偷在宿舍開伙，但這是違反規定的，因為容易引起宿舍跳電甚至火災。

陳適安了解他們的心情，經常找適合的餐廳請大家一起用餐，打牙祭兼放鬆心情，讓他們感受在臺灣並不孤單。

每逢佳節倍思親，逢年過節，臺灣學生忙著返鄉和家人團聚，對留在院內的外籍學生則是個難過的關卡。陳適安不忘提醒臺灣的醫師們，盡可能邀請外籍醫師回家吃頓團圓飯，讓他們感受臺灣的人情味和過節氣氛，這是陳適安溫暖的一面。

嚴謹中深藏著真誠的關心與溫度，是陳適安的領導風格，而正是這樣的特質，才能讓以北榮為主的心律不整團隊不斷擴大，成就臺灣心律不整醫療的傳奇。

第九章

臺北方法全臺生根

北榮心律不整團隊的成功，陳適安認為還不夠，唯有全臺灣的心律不整醫療水準整體提升，才能免去病患奔波求診的舟車勞頓之苦。

「他做什麼，都會成為該行最傑出的人士，」曾任亞東醫院院長、北榮院長的林芳郁，二〇二一年邀請陳適安參與亞東醫院年度共識營，以這樣的方式介紹陳適安，顯見陳適安對於自己的工作與角色，永遠全心地投入。

北榮心律不整團隊在陳適安用心經營下，口碑遠傳，領導地位已然確立，吸引許多民眾求診，不論貧富貴賤，陳適安都一視同仁對待。

臺灣的心房顫動電燒術，北榮心律不整團隊為領頭羊已毋庸置疑，也因為如此，以往南臺灣的患者，往往得舟車勞頓赴北榮求診。

有鑑於此，成功大學附設醫院心臟科前主任、現任臨床醫學研究中心主任劉秉彥，特地請陳適安協助訓練醫師。

成功經驗臺南複製

二〇一六年至二〇一八年，成大醫院派黃鼎鈞及李柏增赴北榮學習，將北榮的成功經驗複製到成大醫院。

談起這段緣分，和陳適安都畢業於高醫的劉秉彥說，在學校時就常耳聞，有位未曾出國深造卻揚名國際的傑出學長在臺北打天下，後來才知道就是陳適安。

一九九九年，擔任住院醫師的劉秉彥，必須前往丹麥一場心律不整研討會發表論文。不過，他的專長是冠狀動脈疾病的基礎與臨床，對心律不整界並不熟悉，於是主動聯繫陳適安尋求協助。陳適安立即邀請他和北榮團隊一同前往，讓他感受到陳適安的熱情與友善。

也因為一路同行，在研討會上看到陳適安團隊的專業度，以及國際學者對陳適安的尊敬，讓他充分感受到這位學長在國際上的地位。

謙虛的劉秉彥說，他升任成大心臟科主任時，還不了解如何扮演好主任的角色，也曾找陳適安討教經營團隊之道。

劉秉彥笑說，當時流傳一句玩笑話，「石牌（北榮所在地）附近的老人，心律不整比較不會復發」，可見陳適安團隊的水準。而且學生交由陳適安訓練，等於不需出國的花費就能接受國際水準的訓練，因而決定派醫師到北榮學習。

不能半途而廢

黃鼎鈞早在任住院醫師時就曾經表達意願，希望有機會到北榮學習，因此當劉秉彥詢問他時，根本正中己懷，黃鼎鈞連想都沒想便一口答應，而且選擇了一整年的扎實訓練。

陳適安的嚴謹，劉秉彥早有耳聞，所以黃鼎鈞受訓半年後，他打電話關心情況。結果，黃鼎鈞在電話那頭說，自己天天失眠，主要的壓力來自每週都必須有成果，且在會議上報告，每天的電燒手術也不能少，在實驗室與心導管室來回奔波，十分疲憊。

劉秉彥知道這種日子難熬，但仍告訴黃鼎鈞：「當初是你想去，半途而廢恐怕更糟糕。」

為了鼓勵黃鼎鈞堅持下去，劉秉彥幫他設下具體的努力目標：讓陳適安願意帶他出席國際研討會；如果達成了，表示得到陳適安的認證。而黃鼎鈞也不負所望，在結訓前，陳適安帶他前往越南參與示範手術。「我相信他會覺得這段時間很值得，」劉秉彥觀察。

黃鼎鈞返回成大醫院後，學長李柏增看到他的突飛猛進，也自告奮勇前往北榮受訓。曾在日本受訓的李柏增已有一定的基礎，但他了解跟著陳適安學習是相當難得的機會，因此每週撥出三天時間北上學習。

一群人走，走得遠

通常，年輕醫師會希望趕緊經營病患，而放棄進修的機會，因此，劉秉彥對於黃鼎鈞和李柏增願意投入學習，感到非常欣慰。劉秉彥認為，這讓他們兩人的信心大增，找到自己未來想要投入的領域。而對成大醫院來說，最大的收穫是建立起一套心律不整訓練系統，以及心律不整病患的管理。

「一個人走，走得快；一群人走，走得遠」，劉秉彥希望承繼陳適安領導北榮的方式，壯大成大醫院的心律不整，甚至是心臟科團隊。

其後，成大醫院提升了心導管室的儀器設備及人員等訓練，目前心臟血管科醫療團隊已是南臺灣翹楚，甚至也成為南臺灣重要的訓練基地。更重要的是，南部地區的患者，不再需要辛苦奔波北上求診，成大醫院已能給予完整的治療及照護。

在此之前，成大醫院只能做普通的冠狀動脈心導管手術，這對一家醫學中心而言，顯然並不足夠。碰上病患有心房顫動的問題，需要電燒手術，也只能請病患到北榮就醫。倘若沒有陳適安協助訓練學生，成大醫院不可能有機會發展此領域。

另外，因為心律不整容易引發中風，成大醫院也成立跨科別的「腦心團隊」，不僅納入黃鼎鈞及李柏增在心律不整方面的專長，也整合神經內科及大數據等資源，提供南臺灣患者全方位醫療服務。二〇一八年開始，更透過資訊系統，計算出患者中風的風險機率，並提出警示，做為醫師治療參考。此系統在二〇一九年獲得醫策會智慧醫療標章。

北榮與高榮攜手邁向國際

一九九〇年代，邱春旺與陳適安都在北榮，當時正在發展陣發性心室上頻脈的電燒術，他和團隊每天在導管室度過，累積無數病例及經驗後，一九九二年調派至高雄榮總擔任主治醫師，並著手發展心律不整團隊。

為了充實人力，邱春旺將一名總醫師送至北榮受訓，三個月後回到高榮，他們兩人成功執行了第一例的陣發性心室上頻脈電燒術。

邱春旺說，他一到高榮，便開始蒐集相關病例資料，陳適安則持續協助分析量測的訊號是否正確、研究報告內容是否錯誤，甚至初期高榮許多病例報告也會與北榮合併，一起投稿國際期刊，打下良好基礎。

帶動南北心律不整領域發展

當陳適安開始發展心房顫動電燒術後，起初高榮將病例轉往北榮治療，隨著手術技術愈來愈成熟，也為了讓高榮能治療這類病患，邱春旺再派兩名醫師到北榮受訓。

邱春旺自己也赴美國印第安納州立大學，跟隨道格拉斯．吉普斯教授，用狗做實驗，研究心房迷走神經的分布，結果發表在《循環》期刊。

返國後，邱春旺也協助陳適安修改學生相關領域的論文，北榮與高榮資源互相分享，帶動心律不整領域的整體發展。

陳適安升任內科部主任之後，便力邀邱春旺回北榮擔任心臟內科主任。個性圓融的邱春旺說，北榮心律不整團隊的訓練確實辛苦，但結束在北榮的心律不整訓練，再到國內外醫學中心發展的醫師相當多，因此，他經常鼓勵接受訓練的醫師們，「去哪裡找這麼多國際知名的老師教導？」應該把握機會趕緊學習、找老師做研究，對自己升等或對團隊都很有助益。

之後，邱春旺回到高榮，仍與北榮維持緊密的合作關係。

第十章
點亮海外醫療的燈塔

只有臺灣心律不整醫療水準高，依然不夠。北榮心律不整團隊這隻領頭羊，成為全球相關領域醫師的取經對象，格局跳脫了一家醫院，也跳脫了臺灣。

因為陳適安的國際知名度，許多海外醫師不遠千里來臺，投入門下學習，且不乏來自美、日等醫療水準極高國家的醫師。

而每個國家都有獨特的經驗與發展，國外學生來臺灣與國內學生互動交流，彼此都能有更好的成長。「當他們在這裡有了全盤的學習，未來必能成為合作的夥伴，」陳適安的格局早已跳脫了一家醫院，也跳脫了臺灣。

每位前來學習的醫師，都了解陳適安訓練學生的基本要求及ＳＯＰ，以及他對新技術研發和學術精進的重視程度。陳適安認為，手術的成功率無法完全代表一名醫師的專業度，但是學術論文的發表，卻能全面展現他對此領域是否深入。

因為陳適安對論文發表的堅持，所以心律不整團隊的論文數量相當多且具水準。美國心臟學院官方雜誌，二〇二〇年刊載全世界心房顫動學術評比，臺灣位居世界第七、亞洲第一。這項評比是參考論文被引用次數、發表總數，以及全臺相關研究中心數量為條件來判斷。

華裔醫師返臺拜師

美國加州葉冠廷（Timothy G. T. Yeh）醫師，在臺灣出生，國中時期前往美國念書，一九九九年，完成美國加州大學洛杉磯分校海港醫學中心（Harbor-UCLA Medical Center）與退伍軍人醫學中心（UCLA VA Medical Center）的心臟病學與電氣生理學課程。因得知陳適安在心房顫動電燒術領域是全球首屈一指，便主動寫信表達希望跟著陳適安學習。

葉冠廷跟著陳適安約一年，雖然他當時在美國已有一些基礎，但與陳適安訓練的學生相比，葉冠廷沒做過學術研究，且在心律不整的電氣生理學檢查，或臨床放電位置等的判讀，仍有不足之處。

葉冠廷在北榮接觸了各種心律不整病例，電氣生理學實驗室尤其讓他印象深刻，完成導管電氣燒灼術（catheter ablation）的效率及成功率極高，而他也大量吸收了電氣生理學最先進的相關知識。

手術檯上見真章

陳適安分析，雖然美國有好幾百家心律不整中心，甚至不乏如密西根大學附設醫院等級的頂尖醫院，不過，在心房顫動電燒術的訓練上有很大的落差。美國在心律不整治療上不成問題，但他認為，心房顫動不論在定位放電處、訊號判讀上，非常需要邏輯思考的訓練，且必須快速下判斷，這些都需要從基礎研究搭配臨床訓練一起進行。

治療心房顫動患者也一樣，找到單一放電點還算簡單，但是否還有第二、第三處放電點，這幾處的關聯性如何，是個別單獨放電，還是某一處異常放電引發其他幾處也異常放電，或者某幾處是個別放電、某幾處又互有關聯等，有各種錯綜複雜的可能性，需要細細診斷及鑑別。

當然，處理方式也不同，個別放電點需要一一燒灼；相關聯的幾處，只要找到起源點處理完整，其他處的放電現象也會消失。這些複雜性非常考驗醫師的判斷能力，平常的臨床訓練是否扎實，一上手術檯立馬見真章。

此外，陳適安也要求學生多看醫學期刊，因為每一期都會有特殊的案例及處理方式。這些臨床上很難碰到的案例，就要透過期刊文章學習與吸收。

雖然葉冠廷對學術研究並無太大興趣，僅投入臨床，但透過陳適安的全方位教學，對心律不整、心房顫動都有了更深一層的了解。葉冠廷回到美國執業後，每隔一段時間，仍會回到北榮更新知識。

因此，陳適安若是遇到旅居美國但特地回臺求診的患者，他都會請他們返回美國後，就近由葉冠廷進行後續追蹤；甚至直接轉介葉冠廷進行電燒手術，雙方形成良好的互動合作。

日本也難以企及的水準

對於陳適安在國際教學的付出，學生趙子凡認為，陳適安和其他人最大的不同是，他能夠了解、評估各個國家及學生的背景，並針對他們的特殊需求，量身打造適當的學習範疇，如此一來，等他們學成返國後，才能真正對當地醫療有所貢獻。

日本在各項尖端醫療發展，例如心導管支架置放方面，向來具有全球領先地位。前總統李登輝就曾赴大阪的倉敷中央醫院就醫，由該院的心臟血管中心院長光藤和明（Kazuaki Mitsudo）進行心導管支架置放手術。光藤和明曾多次前來臺灣的醫學中心，進行心導管手術的示範教學，臺灣的醫院也常送學生赴倉敷醫院向光藤和明學習。

但在心律不整領域，尤其是複雜型的心律不整，日本無法與陳適安團隊的水準相比。因此，到臺灣學習心律不整治療，是日本專科領域醫師的指標之一。

協助找尋新研究方向

二〇〇〇年前後，日本的京都、昭和、神戶、福岡、北海道大學等醫學中心，幾乎每個月都會安排不同的醫師，至北榮進行或長期或短期的心房顫動電燒術學習，也經常邀請陳適安赴日本，協助心房顫動電燒手術。

多年來，從日本來到北榮長期學習心律不整的醫師雖然僅六位，不過，分批短期進修觀摩的主治醫師已超過一百位，連技術人員也一起來臺學習。

陳適安認為，當時日本多數醫師前往法國或美國學習心律不整，但所學到的知識屬於「二手」，也就是別人發現了什麼，日本就學什麼。所以他為日本醫師規劃的是從基礎到臨床的完整學習，協助他們從中找出突破口，發展出受全球認可的新研究方向。

光藤和明曾說，他在心臟支架技術方面遠勝臺灣，但心律不整電燒術卻無法與臺灣相比，且有很大一段落差，因此他特地安排田坂浩嗣（Hiroshi Tasaka）跟隨陳適安學習電燒術，再次證明陳適安的電燒術足以讓大師級人物折服。

在田坂來臺學習後，該院的心律不整電燒術水準大幅提升，在日本的知名度也大增。

不到半夜不回家的拚勁

二〇〇九年，廣島大學心臟科主治醫師末成和義（Kazuyoshi Suenari），經由廣島大學心臟外科教授及北海道大學教授推薦，前來向陳適安學習兩年。末成長得高挑白淨，被大家暱稱為「牛奶小生」。

末成赴北榮的學習目標，是精進心室性心律不整與導管電氣燒灼術，並且撰寫研究論文，主要研究應用細胞膜箝制技術（patch-clamp technique）將心肌細胞從心房與肺靜脈心肌組織分離時的各種離子電流現象。

末成每天的臨床工作結束後，都會趕回家陪太太吃晚飯，然後再回到實驗室或心導管室繼續工作，不到午夜十二點不回家，就連假日也在醫院度過。趙子凡感受到這股拚勁，也體認到自己的幸運，「別人要離鄉背井來學習，自己身在福中，當然不能浪費這麼好的資源。」

他們不僅在學術上互相切磋，也建立起很好的情誼，「與其說是互相競爭，不如說是激勵彼此向上，我很享受和他們分享生活文化及專業的機會，」趙子凡說。

陳適安稱讚末成是非常聰明且認真的學生，不論在臨床技術或研究論文上都很傑出。

末成後來轉任廣島市民醫院心律不整科主任，廣島市民醫院雖然是廣島第二大醫院，但末成進行的心律不整電燒術個案數，如今已是廣島第一，他也成為廣島市治療心律不整的權威。

為了吸收新知、精進技術，末成每年都會來臺灣再進修。他也表示，自己能夠勝任現今的職位及成就，得歸功陳適安的指導有方。

學習動力強烈

另一位讓陳適安印象深刻的是，日本琉球大學附設醫院副教授比嘉聰（Satoshi Higa），他將二〇〇二年來臺學習一年期間的成果，在《循環》發表了一篇論文。日本人處事態度嚴謹，比嘉也不例外，第一天報到開會時，他帶著筆電及筆記本，將老師講述的內容詳詳細細筆記下來，還畫圖注記。

比嘉的認真態度受到陳適安肯定，當時在日本已是助理教授的他，仍抱持歸零的態度學習，每天帶著筆記本，隨時隨地記錄、畫圖；蒐集重要的資料，整整齊齊放在資料夾裡，反覆研究，並且主動搜尋許多論文資料閱讀。

回到沖繩後，比嘉運用在臺灣所學不斷精進，目前已是琉球牧港中央醫院副院長，常與北榮共同進行跨國收案研究，共同發表論文。

另一位態度積極且拚勁十足的日本醫師，是福島大學附屬醫院的山田慎哉（Shinya Yamada）。他在二〇一五年至二〇一七年間來臺學習，之前從未進行過心房顫動電燒術，僅具粗淺的概念，但是在北榮兩年期間，他就發表八篇第一作者的基礎研究與臨床研究論文。

當時負責帶領山田做實驗的羅力瑋，對他也是讚譽有加。每週五，羅力瑋都會帶著山田到實驗室做研究，山田做起研究十分嚴謹及細緻，而且效率驚人，兩年之間就有這麼豐碩的成果，可以想見他付出的心力。

目前已是日本知名心房顫動醫師的山田表示，開始學習心臟電氣生理學時，便已留意到陳適安的名號，來到北榮實驗室工作、研究，是他深究心房顫動及心室頻脈發病原因與導管電氣燒灼術的最佳機會。他十分感謝陳適安鼓勵他嘗試，讓他養成了失敗也不懈怠的精神。

凡是能到北榮學習的日本醫師，每一位都是箇中翹楚，尤其學習動力相當強烈。因為每天的磨練，當這些日本醫師返國後，都能獨當一面，躍升為心房顫動電燒術團隊的領導者，且持續在國際期刊發表論文，甚至其論文仍會拜託陳適安協助修改。

國內外學生互相砥礪

陳適安相信，來北榮學習的外籍生，應該都會覺得接受了一場震撼教育。因為他們雖然在本國都已是受人尊敬的醫師，但是來到北榮之後，必須從擔任助手職務、幫忙遞器械等工作做起，慢慢從基礎工作中觀摩學習。

而且他們在臺灣兩年期間，幾乎天天都要學習電燒手術，不僅如此，還安排他們每週一天做動物實驗，假日則做論文的資料分析，時間幾乎滿檔，沒有一刻可以鬆懈。

不過，這些外籍學生知道機會難得，都懂得把握時間學習，顯得相當積極。臺灣學生看在眼裡，輸人不輸陣，很自然就形成了良性競爭。

羅力瑋最敬佩的是泰國心臟專科第一名的醫師旺查倫（Wanwarang Wongcharoen）。由於兩人幾乎同時加入心律不整團隊，有同梯的情誼，經常互相切磋，「我覺得我在研究上這麼認真，有一部分是她的關係。」

陳適安要求學生必須先向陳亦仁學習基礎研究，因此，兩人經常往返北榮心導管室及陳亦仁的實驗室。

旺查倫每天不到晚上十點，絕不會離開心導管室；做研究時更是廢寢忘食，往往凌晨一點多才離開實驗室，有時甚至直接睡在實驗室裡。羅力瑋笑說，因為不想輸給她，自然必須更加認真，過著披星戴月的生活。

泰國的電氣生理學檢查及電燒術，原本以曼谷大型醫院為主，但在旺查倫學成返回清邁後，當地電燒手術水準便突飛猛進，旺查倫不僅升等為清邁大學醫學院教授，更成為當地頂尖的心律不整醫師。

因為有許多外籍醫師來北榮受訓，每年美國的心律不整醫學會議，形同北榮心律不整團隊開國際同學會。數十名各國醫師齊聚一堂，宛如小型聯合國，除了敘舊，更促進了跨國研究的機會，羅力瑋認為，這是莫大的收穫。

北榮也收了不少來自印尼、越南、柬埔寨、印度等地的學生，這些外籍學生剛到北榮時，雖然專業能力有待加強，但都非常認真且聰明，經過陳適安的ＳＯＰ訓練，很快便能獨當一面。

有時看到臺灣學生們有些懈怠，陳適安會提醒他們，勉勵他們向外籍學生的用功看齊。

多名印度醫師求教

多年來，有九位印度醫師來臺學習，且其中有幾位回國後取得教授資格，成就斐然。

一九九七年，第一位印度醫師來臺，他是邦加羅爾大學（Bangalore University）的主治醫師布拉卡什。

布拉卡什的基礎不錯，也能診斷心律不整，但沒有心房顫動電燒手術的經驗，且對機轉的了解不夠深入。來到北榮後，學習了更扎實的理論及更精緻的手術技術，再加上他不僅用功，英文能力也不錯，在臺灣期間就發表了四篇國際論文，陳適安更曾經帶著他赴美發表論文。

別具意義的是，布拉卡什來北榮不僅有學、更有教，目前北榮進行心房顫動電燒術時，會替患者拍攝右斜三十度、左斜六十度的心房中膈穿刺術X光片，就是布拉卡什當年的建議。

陳適安說，原本北榮是拍攝正面九十度及側面三十度的X光片，但布拉卡什分享在印度使用的方式，測試之後發現，果然能更清楚且無阻礙地看到位置，北榮立刻採用並沿用至今。而這也再度證明，外籍醫師的加入，能和國內醫師擦撞出更多的火花。

陳適安很欣賞布拉卡什的認真，很快能抓住重點、做事仔細、個性沉穩。觀察一段時間後，認為他能獨當一面，便將其他申請來臺學習的印度醫師都交由他面試。布拉卡什在面試其他醫師時展現的風範及氣度，讓陳適安相信他日後定能成大器。

布拉卡什不負老師期望，返國後仍持續做研究，不僅逐步升任邦加羅爾大學教授、心臟科主任，也常受邀到許多亞太會議演講，已是知名的專家。而為了保持與國際同步，每隔幾年，他就會回到北榮短期進修或觀摩。

布拉卡什對陳適安的栽培銘記於心，每回老師到印度演講，他只要有時間，一定隨侍在側，提醒老師哪些地方的食物較不乾淨要多注意，或要留意什麼細節以免被騙等。如同在臺灣時，陳適安對他們無微不至的關心。

獨當一面的醫者

另一名印度主治醫師瓦力（Rohit Walia），原本並不被陳適安看好，因為他經常在進行電燒術或上課時失神，雙手也不靈巧。

不過後來陳適安慢慢察覺，瓦力的失神其實是在思考；回國後，他創立了知名的心律不整線上教學網站，免費提供新知且涵蓋衛教，並且邀請北榮的心律不整教授，透過網站教學，分享給全球對此有興趣的醫師。陳適安笑說：「沒想到他還有這麼多鬼點子。」

雖然印度醫師來臺之前，基礎比較薄弱，但是學成返回印度後，心房顫動電燒手術、非肺靜脈異常放電定位等，都能獨當一面完成。除非是機轉較特殊的病例，需要花費較長時間，其餘八、九成病例都能完善治療。

多數醫師努力經營兩、三年後，都成為當地心律不整領域的領導者，甚至從公立醫院被高薪挖角至私立醫院。

協助越南培養人才

近年來，越南經濟起飛，民眾對醫療水準的要求愈來愈高，在北榮受訓完成的醫師回到越南，每位都備受禮遇，甚至被挖角到當地知名的心臟醫學中心。

陳適安形容，這些學生在北榮學習到的電燒術，對他們來說等同於「挖到寶」。不過有些可惜的是，回到越南後，多數人都忙於臨床工作，無法持續教學或研究。

二〇二〇年十一月，越南心臟科專科醫師東努坎安（Ton Nukhank An）來臺受訓，陳適安認為她臨床的表現不錯，是可造之材，希望她能補足基礎研究的訓練。

他告訴東努坎安，基礎研究與臨床是相輔相成的，缺乏基礎研究的能力，若在臨床上遇到新問題，因為沒有前例可以參考，又無法自行研究，就只能束手無策。所以力勸她多留半年，跟著陳亦仁學習基礎研究，進行動物與細胞實驗。

東努坎安接受陳適安的建議，在持續學習幾個月後，她已能分析細胞及動物實驗等研究資料。

陳適安認為，基礎研究是基本功，想要在臨床上有所突破，就必須在基礎研究上下苦功，久而久之就會有自己的創見。

印尼視北榮團隊為學習標竿

大概不少人會覺得意外，印尼在心臟支架置放術等領域的水準，與臨近的新加坡差距不大，國家心臟血管中心擁有近五十名主治醫師且分科細緻，包括超音波、導管、心律不整、影像，甚至連基礎研究也有專屬部門。

即使是開發中國家，印尼對發展醫療的企圖心仍值得臺灣看齊。不過，因為心房顫動電燒術門檻高，印尼還是必須派醫師來北榮取經。

二〇〇三年，印尼學生尤尼亞迪（Yoga Yuniadi）至北榮心律不整團隊學習，他是國家派出的重點栽培學生，且由印尼政府提供全額獎學金。

尤尼亞迪長期接受西方教育，作風西化，第一次跟陳適安見面談話時，翹著二郎腿、身體後仰，但陳適安並不以為忤，因為他對每位學生的個性都能坦然接受。

提起尤尼亞迪，陳適安笑得十分開心，在北榮時，尤尼亞迪學習相當認真，發表了多篇論文，返回印尼後，建立了自己的心律不整團隊，也順利升等為印尼大學心臟科教授。那一場重要的升等口試，尤尼亞迪還特別邀請陳適安擔任口試委員。

其後，印尼國家心臟血管中心籌劃發展心房顫動電燒術，邀請陳適安前往協助，與印尼建立了良好交流，國家心臟血管中心、印尼大學附設醫院均陸續派多位印尼醫師，前來北榮心律不整團隊學習。

第三部

引領

明瞭加深與國際間的合作交流、
持續交換創新醫療技術與學術新知的重要性，
多年來陳適安致力與全球知名醫療機構合作，
無形中帶動全球心律不整醫療水準提升。

第十一章

跨國交流，教學相長

受邀到世界各地演講、示範手術、參與國際會議，是陳適安的生活日常。因為分享新知可以救人，也是榮耀；而與先進國家交流，更是一種學習。

受傷後逐漸復原的陳適安，再度進入馬不停蹄的工作狀態，只要身體狀況允許搭飛機，就不會拒絕國外的邀請，前往演講或手術示範，唯有如此，他自己及北榮心律不整團隊，才能持續出現在國際舞臺上。

二〇一九年，他受捷克布拉格國家心臟血管中心邀請，前往參加「布拉格心導管燒灼手術工作坊」，演講「臺北方法」，並示範心房顫動電燒術。他先安排主治醫師林晉宇飛往布拉格準備，自己也在示範手術前一天出發。不料，當他搭乘機場捷運抵達桃園國際機場時，竟然站不起來。

用意志力和全世界交流

但陳適安沒有打退堂鼓，他坐著輪椅，由機場人員推到法航櫃檯。法航地勤人員擔心他的身體狀況不適合長途飛行，力勸他不要上飛機，但陳適安卻告訴他們：「我是醫師，很清楚自己的狀況，我可以上飛機。」幾經協調後，終於順利登機。十多個小時的航程中，陳適安在商務艙中全程躺著休息；抵達巴黎機場後，又在地勤人員協助下，坐輪椅轉機至布拉格。

即使是一般人，經過長途飛行也必然會很疲倦，遑論是無法久坐的他。陳適安抵達飯店後休息一晚，隔天雖然腰部仍會痠痛，但至少已能稍微走動。「能走動就有希望，」他並未因疼痛放棄，到了會場，一站上講臺，似乎就忘了一切的不適，憑著意志力完成了演講。

之後的電燒術示範，在眾多醫師的觀摩下，他一如往常，進行著最熟悉的手術，並且快速地在三十分鐘內，為一位體重一百五十公斤的歐洲女病患完成手術，完全沒有人看出陳適安的不適。

這次的示範手術，也是陳適安二〇〇五年腰部受傷後，第一次穿上手術衣、鉛衣，為病人進行手術。

受傷之後都如此拚勁十足，遑論受傷之前了。受邀到世界知名大學、一流醫學中心演講或示範手術、參與國際會議，是陳適安的生活日常。他也親赴醫療較落後的國家示範手術，因為「教會了當地醫師，他們就能救更多病患。」在這樣的信念下，他的足跡遍布全球各洲，從不感覺疲倦。

陳適安的學生在閒聊之間，會互相比較誰搭的航班數多，這代表學生也都能真正了解國際交流的重要。只要有重要的國際研討會，陳適安一定會帶著學生參加；也要求學生在結束訓練前，一定要到其他國家的醫院觀摩、參訪數週，了解當地的電燒術水準，以及是否有更新的發展。

擔任梅約診所訪問教授

陳適安憶起，一九九七年曾冒著大風雪，從美國波士頓趕赴梅約診所（Mayo Clinic）擔任訪問教授，當時班機起飛時間已到，但積雪堆滿機場跑道及飛機機翼，化學車穿梭協助融雪，最後延遲了一個多小時才起飛。

而多年來，為了分享醫療經驗，救治更多全球患者，陳適安經常在惡劣天氣或忙碌行程之下趕場，已是司空見慣。

梅約診所是全美頂尖的醫學中心，當時已有十多位心律不整主治醫師，其中不少人具有教授身分，雖然在心房顫動領域並不知名，但以裝置心律調整器聞名，且在器材研發上比密西根大學優秀，因此受邀前往時，讓陳適安頗有壓力。

尤其在梅約診所演講廳，看到底下坐滿菁英，陳適安不由得緊張起來。

他笑說，緊張並不是懷疑自己，而是擔心不知道「槍會從哪裡出來？」在座的醫師都學有專精，提出的問題一定五花八門，要是實力不夠堅強，恐怕無法應戰。所幸大家提出的問題，陳適安都能一一詳盡解答，圓滿結束。

梅約診所的醫師帶著陳適安參觀，光是心臟超音波室就有五十多間，且牆壁上掛滿螢幕，一字排開，顯示著每一間超音波室傳出的影像資料；心律不整專屬的導管室少說也有五間，團隊軟硬體規模之龐大且完整難以想像，讓他嘆為觀止。

值得一提的是，梅約每位心律不整醫師都有特別擅長的領域，例如基礎研究、影像分析等，這與陳適安經營北榮團隊的理念不謀而合。

為救人，當起空中飛人

心房顫動電燒術發表後，因門檻高，包括歐美、日本等大型醫學中心，也不了解如何定位患者的放電位置及電燒技巧，許多知名醫學中心的首例心房顫動電燒術，陳適安成了必定受邀的示範醫師。

加上心房顫動也可能來自非肺靜脈的理論一出，更是震撼了全球的心律不整界，各國紛紛邀請陳適安及其團隊前往分享與交流。

二十多年來，陳適安出國演講與示範猶如家常便飯，他經常利用週五晚上搭飛機到當地，連著兩日參與演講或研討會，並在週日搭機返臺，隔天正常上班，甚至常常在六十小時內往返美國東岸及歐洲。

是什麼樣的信念支持陳適安當起空中飛人，四處演講與教學？陳適安說，就和他當初選擇當醫師的理由一樣：「因為可以救人的命。」

在國際上深受肯定

陳適安的努力不僅為自己贏來榮譽，也為臺灣人臉上增光。成大醫院臨床醫學研究中心主任劉秉彥便曾說，他對陳適安印象最深刻的是，二〇〇三年參加歐洲心臟學會大會時，聽到會場傳來熟悉的聲音，走近一看，竟是陳適安正在發表演講。「當時正是『臺北方法』問世不久，我真的想不出臺灣有幾位心臟科醫師，能這樣站在國際大會上演講，真的很不簡單。」

所以二〇〇六年，劉秉彥在美國哈佛醫學院血管藥物研究中心進修，當他的老師問：「臺灣心臟科醫師或教授，能站上國際舞臺的有哪幾位？」他第一個想到的就是陳適安，因為「陳老師在心律不整，尤其是心房顫動方面的研究，超乎我的想像。」

「跟老師一起出國，感受到國際間對老師的尊敬，才真正領會到老師在專業領域的成就，」趙子凡有次在法國，見到米歇爾．海薩吉爾主動迎上前和陳適安寒暄，「頓時感受到，臺灣心律不整領域真的很受國際肯定」，心中充滿感動。

突破心房顫動電燒術門檻

遠在臺灣一萬多公里之外的美國明尼蘇達州，即使進入五月，依舊相當寒冷，與臺灣已是初夏微熱的天氣截然不同。多年來，陳適安為了分享醫學新知，在全世界各地來去，已經練成沒有時差、能瞬間適應各種天氣的「特殊體質」。

二〇〇〇年五月初，陳適安帶領林永國與郭任遠（馬偕醫院心臟科前主任），前往明尼蘇達大學醫學中心，進行該院首次的兩例心房顫動電燒手術。明尼蘇達大學的心律不整團隊，在過去也屬一方之霸，且已擁有至少五位主治醫師，但面對困難度高又複雜的心房顫動電燒術，卻束手無策。其實，不要說明尼蘇達大學了，甚至全美國，當時在心房顫動電燒術領域都屬於弱勢。

這一點，可從美國心臟學會年會上的心房顫動電燒術演講題目數看出端倪。每年的大會演講，陳適安及海薩吉爾就包辦了半數以上的題目，美國的醫師還無法與他們相提並論。

在陳適安眼中，心房顫動電燒術發展至當時已不算困難，不過，許多醫師認為這項手術的難度與複雜度相當高，主要是因為有兩個最關鍵的門檻。

門檻一：心房中膈穿刺

第一個門檻，就是北榮團隊也曾經感覺棘手的心房中膈穿刺。

這個門檻在北榮接受印度醫師布拉卡什的建議，改變X光片拍攝角度之後，難度已經大幅降低。到此時，陳適安又已累積了豐富的經驗，他甚至不需使用心臟內超音波，僅靠X光透視，就能掌握應從何處下手，且順利將導管從右心房帶至左心房。

當時，明尼蘇達大學教授、曾任美國心臟心律醫學會理事長的大衛・班迪特（David Benditt）教授，帶著三名副教授一起觀摩陳適安團隊的示範手術。手術開始時，美國醫師告訴陳適安，他們也曾執行過心臟穿刺，堅持使用自己的方式。教學經驗豐富的陳適安不阻止他們自行摸索，馬上答應先讓他們以自己的方式進行。

第一例病患心臟跳動較慢，且已裝有心律調節器，心臟裡有兩條導線，執行的美國醫師擔心會干擾穿刺，雖然林永國等人趕緊告知，只需一點技巧即可鑽入，不需要拔除導線，也能避免因拔除導線而扯破心臟壁的風險，不過美國醫師覺得有疑慮，仍將它拔除。

結果，明尼蘇達大學醫師雖然能以自己的方法將定位導管順利穿過中膈，卻無法放進左心房，路徑一再出錯，陳適安立即判斷，這些醫師的手還不夠巧，基本功也不到位，「鑽洞的角度有問題。」

看到定位導管無法成功進入左心房，手術可能失敗的窘境，陳適安立即上前解圍，提醒角度不對，並教現場醫師更換使用較硬的鋼絲。林永國也下場指導，握著他們的手實際操作，一方面訓練美國醫師的手感，教他們如何感受導管，一方面協助抓角度，終於讓導管順利放入左心房。

陳適安解釋，導管鑽入時，有個角度必須往下，若是平角方式放入，就無法成功；且若使用略硬但仍可垂下的鋼絲，也相對較好控制，即使沒有心內超音波等輔助工具，仍能精準執行。但美國醫師使用的穿刺線太軟，以至於即便使用了心內超音波，仍然無法將導管順利帶入。

在長達十多年的時間裡，各國醫學中心並未有更好的穿刺方法，因此，陳適安的方法也成為教科書及指引，受到世界的肯定。

門檻二：精準定位肺靜脈的四個開口

心房顫動電燒術的第二個門檻，是導管順利穿入左心房後，要找出肺靜脈的四個開口，精準定位後才能燒灼。尤其，右下肺靜脈非常靠近中膈薄膜，導管很難順利到達右下肺靜脈，這是電燒術中最不容易達到的位置。

當時北榮團隊已經開始使用核磁共振影像系統來協助定位，但明尼蘇達大學僅有2D平面影像設備，因此陳適安也特別教導他們，如何將核磁共振與電腦斷層影像組成一個立體的結構，如同術前先製作一張立體地圖，掌握確切的位置，才能進行電燒術。

手術中，導管是在心臟跳動、血液不斷流沖的環境下進行，置放定點位置十分不易；又因為導管材質很軟，很容易被流出的血液沖歪，因此必須隨時確認電燒位置做微幅調整。

心臟壁是相當薄的組織，那時還沒有儀器能偵測電燒的力道、壓力，為保護心臟壁不被燒破，所以掌握角度、定位後，醫師必須搭配訊號，決定電燒的能量。例如訊號顯示紅燈，代表應在此處電燒，但若強度過強，也可能燒破或穿破組織，導致出血，非常考驗醫師的經驗和技巧。

在現場的明尼蘇達大學醫師，看見陳適安及兩位醫師臨危不亂，發現錯誤馬上告知如何更改方式重新開始，因此第二例患者的手術，便全由陳適安及兩位醫師主導，包括該以哪個角度進入、何處能出針及如何鑽，甚至穿入後如何定位與燒灼。經過沙盤推演後，陳適安一步步帶著明尼蘇達大學的醫師執行，第二例果然進行得十分順利。

經過陳適安的示範與提點後，明尼蘇達大學的醫師在心房顫動電燒術上有了跳躍式的成長，不但電燒手術變多，而且有信心能獨立執行。

協助提高成功率

明尼蘇達大學的示範手術結束後，陳適安馬不停蹄接著前往約翰霍普金斯大學，協助他們第一例心房顫動電燒術。

這個病例在進行穿刺時非常順利，但最後未能順利電燒，原因是電氣訊號顯示螢幕的地線沒有妥善處理，導致傳出的訊號不斷受到干擾、失真。試了很多排除雜訊的方法，還是無法奏效，陳適安立即示警，若繼續電燒恐會出現問題，考量病患安全，最終以電擊方式讓患者的心律恢復正常，提前結束手術。

陳適安很訝異，名列全球知名的頂尖醫學中心，尚未能妥善處理最簡單的接地線。最後，他與團隊教導其醫師如何觀察訊號與精準定位。

他說，長時間到各大醫學中心示範手術或演講，最主要的目的是協助他們逐步建立心房顫動電燒術的標準作業程序。除了電燒術外，還包括服用抗凝血劑的患者，電燒時應給予多少劑量的抗凝血劑，才不會產生出血或血塊等問題，或是哪些患者適合做電燒術等，協助他們提高成功率。

四十分鐘的演講延長近兩小時

美國密西根大學擁有全球一流的心律不整醫學中心，一九九二年以前，有近十位心律不整主治醫師，電燒手術例數全美第一，也是全球許多醫師嚮往前去學習的聖地。過去，陳適安會要求學生在結束北榮訓練之前，赴密西根大學短期研修一到兩週，因此雙方一直保持密切的交流。

美國密西根大學的心律不整科主任弗雷德．莫拉迪教授，深知陳適安在心房顫動研究與電燒手術上的全球領先地位，一九九九年特地邀請他擔任訪問教授並教導心房顫動電燒術。

演講當天一早，莫拉迪親自開車到飯店接陳適安。演講是從早上七點三十分開始，原本預計四十分鐘就結束，但在場的二十多名心律不整專科醫師與研究醫師迴響非常熱烈，踴躍提問，互動了近兩個小時，最後還是因為他必須趕飛機，不得不在九點多結束。

當時密西根大學也開始發展心房顫動電燒術，因此醫師們利用難得的機會，卯足全力向專家提出疑問。陳適安對於自己能回答這麼多問題感到非常高興，但與此同時，看到他們培養那麼多心律不整醫師，對比自己底下無人能夠承先啟後的窘境，讓他感慨萬分。

此外，陳適安與康乃爾大學也有深厚的友誼。

康乃爾大學的心律不整中心規模不大，但對機轉有深入的了解，雖然有意進行心房顫動方面的研究，卻因不了解當時剛發展的心房顫動電燒術效果如何，態度較為保守，致使發展相對落後其他醫學中心。

其中，布魯斯．勒曼（Bruce Lerman）教授專長為「局部性心房頻脈」（atrial tachycardia）並進行藥物研究。由於北榮團隊也在研究這個主題，因此兩人在國際研討會上碰面時，常常針對這個方面交流。

二〇〇〇年，勒曼邀請陳適安到康乃爾大學醫學中心演講，他抵達演講現場時備感壓力，因為當天整個心臟內科的醫師精銳盡出，約有五十多位專科醫師參加。即使如此，當天醫師們提出的仍屬於較為一般性的問題，在心房顫動電燒術發展尚屬萌芽階段。

亦師亦友

二〇〇〇年至二〇一八年，陳適安受哈佛大學傑洛米．拉斯金（Jeremy Ruskin）教授邀請，每年赴波士頓參與心房顫動國際研討會。這場每年一月下旬舉辦的研討會，為期三天，由哈佛大學附設醫院、麻省綜合醫院主辦。

這時，有「冰雪的故鄉」之稱的波士頓，正是最冷的時刻，不過各國從事心房顫動研究的醫師，一定排除萬難參與這場盛會，而陳適安則是少數受邀的亞洲專家。

這場心房顫動國際研討會，對陳適安有著重要意義，除了是參與國際重大研討會，也因為能見到很早就相識的拉斯金。陳適安四十多歲時已在心房顫動領域大放異采，拉斯金認為，他學識淵博又具有創意，會是未來之星。

拉斯金曾經提點陳適安，簡報是門很大的學問，多數人會在短短的演講中塞滿內容，讓人消化不良，反而失去演講的效果，建議他多參加英語簡報課程，才能將所擁有的醫療知識更完整且清楚地表達。

拉斯金推薦一個他自己也上過課、專門從事醫療簡報教學的機構，甚至直接幫陳適安報名了一個五千美元的課程，讓他扎實歷經了兩天的訓練。這份情誼陳適安至今仍銘記在心，「拉斯金教授是多年好友，也像老師，讓我感動之餘，也獲益良多。」

陳適安在那次課程中學到簡報投影片製作的黃金比例，每張投影片字數不能過多，也不能放太多重點，必須讓所有人都能看清楚。二十分鐘的演講，大約二十張投影片就夠了，最多不超過二十五張，因為多數人的注意力高峰只有二十分鐘。

這也成為陳適安至今的習慣，即使邀請單位安排的演講時間是一小時，他也會告訴對方三十分鐘已綽綽有餘。他還學到，在演講中可以適時地拋出問題，更能引起大家的興趣及注意力。

出色的演講者

經過這樣的訓練，陳適安在演講時更能掌握重點，利物浦大學的古格里．利普教授稱讚他是一位極出色的演講者，即使是涉及多個學科的複雜議題，他也能以簡單清楚的方式，和聽眾溝通。

明尼蘇達大學的大衛．班迪特教授也認為，陳適安是國際會議上最受歡迎的講者之一，不但英語能力非常好，即使在演講之後的即席問答，也能以流利的口語和聽眾溝通。更重要的是，他的態度平易近人而且充滿熱情，加上專業的涵養，使他成為一名非常優秀的演講者。

陳適安在教導學生時，也會親自修改投影片，刪掉累贅的內容，提醒學生秉持相同的演講技巧，提綱挈領。

另一方面，陳適安也從美國各大學與醫學中心學到很多，例如美國對人權的注重。

二十年前，臺灣的衛教觀念還很薄弱，但美國許多醫院已將衛教知識做成衛教單張和手冊，甚至是影片，讓病人帶回去了解。醫師在診間也會拿著心臟模型，巨細靡遺地向病患解說病情，這些細微之處都非常值得學習。

道理愈辯愈明

二〇〇三年，克里夫蘭大學的一場「全球心房顫動高峰會」，也讓陳適安難忘。

克里夫蘭醫學中心是全美前三名的醫學中心，義大利裔的安德烈・納塔利教授當時安排了一場有趣的辯論會，讓陳適安與該院心臟外科主任馬克・

伊利諾夫（Marc Elinov）辯論，好幾百位來自全球各地的醫師與教授，塞滿階梯教室，準備聆聽一場心房電燒領域的世紀之辯。

他們辯論的題目是：「外科手術治療心房顫動是否正確？」伊利諾夫代表正方，論點是外科手術能治療心房顫動，而陳適安的反方論點更具有挑戰性，凸顯外科治療心房顫動尚未成熟的現況。

雙方你來我往，陳適安主張，外科手術是高侵入性治療，危險性高，且尚無證據證明確實有效。

陳適安引用美國食品藥物管理局（FDA）局長的名言：「醫師被教導要去行動，即使面臨未定論也必須行動，當一個醫療專業者沒有答案的時候，唯一最正確的決定就是，什麼才是對病人最正確的決定。」意指，以當下的情況而言，唯有低侵入性的電燒術是最佳的治療選擇。

此外，陳適安也直指正方的外科手術「not ready」，甚至在大型螢幕上秀出文字反問對方：「您是否已經準備好了？？？？？」五個斗大的問號，代表他認為，外科手術用於治療心房顫動恐怕仍不可行。

當時的陳適安，直接在對方的場子挑戰該院心臟外科主任。陳適安翻著當年的照片與投影片笑著說，沒想到四十多歲的自己砲火如此猛烈。

由於安排辯論的納塔利是義大利裔，最後陳適安便以當時義大利總理西爾維奧．貝魯斯柯尼（Silvio Berlusconi）的話做為強而有力的結辯，類比出納塔利勇於挑戰外科手術。

雖然很多醫師不喜歡參與辯論，尤其是日本醫師，但陳適安卻認為，辯論能夠了解正反兩面的想法，促進醫學進步，不失為一項適切的交流方式。因此多年來，對於國際醫學的辯論，只要能抽出空檔，他都會欣然參與。

分享是榮譽

日本是醫療大國，各國立大學醫學中心對於較簡單的上心室頻脈電燒術已有一定的水準，但在心房顫動電燒術方面則還在發展階段，研究題目也不夠創新。雖然如此，陳適安還是能感受到日本積極的企圖心。

陳適安一直是日本各大研討會邀請演講的對象，二〇〇五年，他受邀到日本神戶心導管大會演講心房顫動電燒術。主辦單位特別舉辦了複雜性心導管介入手術轉播大會，多家醫院的醫師在現場進行示範手術，另有五、六百名醫師、教授透過轉播觀看，效果就如親臨手術室現場，而術後的提問更加熱烈。

「吸取經驗也是參與研討會的重要目的，」主辦單位的安排，讓陳適安很受啟發，後來在臺灣也曾於研討會上直播示範手術。

新加坡約從一九九六年開始發展心律不整電燒術，靈魂人物就是張維雄（Wee Siong Teo）教授，他過去曾在加拿大西安大略大學學習，老師為喬治·克萊恩（George Klein）教授。克萊恩是當時知名的心律不整專家，專長為心臟電氣生理判讀，理論與技巧均堪稱一流。

雖然新加坡和臺灣差不多同時開始發展心房顫動電燒術，卻始終無法突破，尤其在最重要的訊號判讀上，做不到快速且準確。與此同時，陳適安及其團隊逐漸在此領域占有一席之地。二〇〇一年，張維雄邀請陳適安前往新加坡國家心臟中心，成功進行兩例心房顫動電燒示範手術。

到這麼多醫療先進國家分享心房顫動電燒知識與示範手術，「我覺得那是一種榮譽，」對陳適安來說，一個臺灣的醫學中心能超越國際水準，成為先驅者，相當不容易，更讓他願意分享自己苦心研究與累積的知識。

第十二章

扶植醫療相對落後國家

即使到醫療水準相對落後的國家示範教學，陳適安始終態度謙虛，抱著與對方切磋的心態。因為他認為，秉持開放的態度，從任何地方都能得到啟發。

陳適安跑遍先進國家演講與示範手術，也不忘參與醫療發展相對落後國家的教學。

這些國家還無法進行心房顫動電燒術時，有錢人也許能夠飛往醫療先進國家治療，但其他人就只能聽天由命，所以只要教會當地的醫療團隊，這些患者就會是最大的受惠者。

隨處皆可學習

陳適安坦言，很多醫師喜愛到知名醫學中心演講、教學，以提升自己的地位，不過，美國密西根大學心律不整科主任弗雷德．莫拉迪的想法，也給陳適安很大的啟發。

莫拉迪認為，赴知名或大型醫院演講是個人榮譽，但他反而常到較小型的地區醫院演講，因為建立起關係和信任之後，這些小型醫院無法治療的病患便會轉到他任職的醫院，增加其醫院的病患收治數；而治療好後，又可再轉回原本的小型醫院接著做後續照護。雙方功能互補，是醫療機構間非常良性的互動。

他也曾說，即使在醫療資源較差的醫院觀摩，一樣能觀察到自己醫院所沒有的技巧或優點，學習本應抱持開放的態度，不斷地吸收。

人口五千多萬的緬甸，全國僅有十位心律不整專科醫師，相較人口兩千多萬的臺灣，已有兩百位心律不整專科醫師，落差極大。

全員圍擠手術檯旁求知

二〇一九年，陳適安第一次赴緬甸最頂尖的仰光大學附設醫院，示範心房顫動與心室頻脈電燒術。

該醫院有兩間心導管室，硬體設備不差，且已引進3D立體影像系統等，但軟體環境如同三十年前的臺灣，像是醫院的環境清潔、感染控制動線、手部消毒等基本功，要求並不到位。

陳適安進行心房顫動電燒術時，國內十名心律不整專科醫師不僅全員到齊，現場觀摩，而且求知若渴，幾乎是圍擠在手術檯旁觀看，深怕錯過任何細節。

因為緬甸醫師無法如同歐美等國的醫師，在陳適安示範之後便能獨立進行手術，因此北榮幾乎每半年就會派一批醫師前往協助，加強實際帶領操作，以及協助建置儀器設備等。

他們的求知精神，陳適安十分讚許。因為每當北榮派醫師前往教學之前，緬甸醫師會先將病例檔案細節清楚整理，以電子郵件與陳適安的團隊討論，等團隊到達後，就能立即進行示範手術，提升效率。

在北榮團隊這幾年的協助下，目前緬甸醫師的能力已大幅進步，可以獨立進行較簡單的心房顫動電燒術，造福當地不少病患。

馬來西亞硬體投入可觀

馬來西亞人口多，但心律不整醫師卻很少。該國希望加強自身在心律不整領域的發展，多次邀請陳適安前往。

回想第一次造訪馬來西亞國家心臟中心，陳適安看到一字排開的五間心導管室，還有第六間備用心導管室，相當讚嘆。對比北榮當時只有兩間心導管室，馬來西亞的硬體規模龐大，可見投入相當可觀。

不過，馬來西亞在軟體技術上稍有不足，當時對心房顫動電燒術的技術仍有多項需要改進，所以一九九三年，陳適安至馬來西亞替十二名陣發性上心室頻脈患者進行電燒手術；一九九九年，他帶謝敏雄與蔡青峰，一起示範兩例心房顫動電燒術。

示範手術打通任督二脈

謝敏雄回憶，和陳適安及蔡青峰前往馬來西亞國家心臟中心示範第一例心房顫動電燒術，在電燒前必須先放入導管，他們原先計劃從脖子進入，與馬來西亞團隊執行的方式不同，當地心臟科主任嘗試許久，一直無法成功，經由謝敏雄親自示範，一針就讓導管順利放入。

陳適安教導的每個學生都相當優秀，即使面對國際大場面，也不會讓老師漏氣。

前往各國示範手術，與國外醫師赴北榮學習最大的不同是，邀請他們到當地示範的，通常在心律不整或心房顫動治療上已經起步，只是在某個關鍵技術上沒有進展。這時示範手術便可以發揮很大的作用，大約僅需經過幾次實例示範，讓當地醫師抓住關鍵問題點，就能打通任督二脈，有所突破。

曾經跟隨陳適安前往馬來西亞、新加坡示範手術的曹玄明認為，老師到每個國家示範教學，始終態度謙虛，抱著與對方切磋的心態，不會因自己在國際上的地位而顯得強勢，這也是他認為要向老師學習的地方。

一個醫院兩個世界

陳適安曾到印度進行三次示範手術，包含一次的心房顫動電燒術，以及兩次一般性心律不整示範手術及教學。

他第一次到印度，是為了參加亞太地區心律不整會議並示範手術。抵達印度機場後，首先印入陳適安眼簾的是，密密麻麻的人圍在小小的入境門，等待接人；當車子駛入新德里市區，開始感受到空氣中瀰漫著各種混雜汙濁的氣味，甚至看見有人直接在馬路邊便溺，因此他對印度的第一印象是相當擁擠且髒亂。

印度的貧富差距懸殊，處處可見，例如新德里不乏富麗堂皇的五星級飯店，但一牆之隔的飯店外，就坐著討不到飯吃的窮人；又如，雖然醫院門診區有許多等著看病的人直接躺在地板上，經過時必須小心閃避，但陳適安一進入醫學中心的心導管室，卻發現其中設備堪稱世界一流。

不照單全收的好學

當時印度也掌握了世界醫學潮流，希望能趕上心房顫動電燒術的進度，陳適安在進行示範手術時，醫師們都非常好學好問，求知欲極強，讓人感受到他們對於學術的追求與熱愛。

例如陳適安提出某個心律訊號該如何分析，這些教授或醫師們並不會照單全收，有時會提出自己的意見反駁，相當有主見且積極，但經過詳細的解釋與分析，他們仍會接受陳適安的觀點。

二〇〇〇年，陳適安第三度赴印度進行示範手術時，當地醫院已有了個位數的心房顫動電燒術經驗，並且之後在治療技術上有了長足的進步。

一直以來，陳適安應邀到世界各處演講或示範手術，進行學術交流，都是將臺灣的軟實力帶到了全世界。

第十三章

創立亞太心律醫學會

除了以一己之力努力，陳適安也潛心於凝聚各國力量，建立國際交流平臺，讓學術得以傳承，年輕醫師也有發表最新研究之處，並有嶄露頭角的機會。

陳適安明瞭加深與國際間的合作交流、持續交換學術新知的重要性，因此多年來，他致力於尋求國際合作夥伴，無形中逐步帶動全球的心律不整醫療水準向上提升。

陳適安與曾任日本厚生勞動省勞工保險審查會會長、時任東京醫科齒科大學教授的平岡政康（Masayasu Hiraoka）合作，每年舉辦「臺北－東京心律研討會」，第一屆於一九九八年一月十一日在臺北舉行，臺灣心律不整界正式跨出國際交流的第一步。

平岡本身專攻心律不整基礎醫學，並在日本培養無數心律不整專科醫師，其背景與陳適安很相似，同樣為作育英才而努力。陳適安的老師林正一曾邀請平岡到國防醫學院擔任客座教授，並到北榮進行學術演講，因此與陳適安相識，雙方開始建立更深入的交流平臺。

陳適安與平岡共同舉辦研討會，目的除了增進雙方交流，特別的是，他們認為學術應該傳承，因此更重要的任務是提供一個平臺，讓年輕醫師發表最新基礎與臨床研究，並有嶄露頭角的機會。

臺、日、韓密切合作

二〇〇七年，韓國高麗大學醫療體系的執行長金榮勳（Young-Hoon

KIM），也因認同此目標而加入，促成臺北（Taipei）、東京（Tokyo）、首爾（Soul）三地的「臺日韓（TTS）聯合研討會」。

臺、日、韓不僅建立緊密的關係，舉辦高水準的演講、參與者密切討論交流等，更奠定了日後成立「亞太心律醫學會」（Asia Pacific Heart Rhythm Society, APHRS）的基礎。

當時亞太地區多數國家的醫學中心，心房顫動電燒術都在發展中，各國逐漸有共識，應成立屬於亞太地區的心律醫學會，凝聚亞太區域的能量。陳適安解釋，雖然亞太地區的臺灣、韓國、日本等國醫療水準頗高，但東南亞國家較為弱勢，若想與歐美等醫療強國並駕齊驅，唯有團結一途。

全球第三大心律醫學會

多年來，不少有識之士希望能促成這件美事，例如澳洲國立大學醫學院教授斯洛蒙（Dr. Slomon），他專攻心臟節律器與一般心律不整檢查，曾經發起每四年輪流由各國舉辦亞太心律研討會，不過一直未成立專屬的組織。

香港大學教授劉柱柏也曾有意成立亞太醫學會，卻沒有成功。

除了「臺日韓聯合研討會」之外，陳適安也著力舉辦「亞太心房顫動研討會」。

原本的計畫是，二〇〇四年十二月與印尼大學教授穆那瓦（Muhammad Munawar）合作，在峇里島舉辦第一屆，不料二〇〇二年十月發生恐怖攻擊。於是，陳適安與金榮勳在波士頓心房顫動研討會上商討，是否移師韓國舉辦，最後敲定於二〇〇五年，在韓國舉辦第一屆亞太心房顫動研討會。其後，第二屆、第三屆分別在日本及臺灣舉辦。

二〇〇七年，第三屆亞太心房顫動研討會在臺北舉行，各國代表決議，二〇〇八年於新加坡成立亞太心律醫學會，並同時舉辦心律醫學研討會。

亞太心律醫學會是全世界第三大心律不整醫學會，主要任務是提供最新醫療與技術交換、增進研究深度、教育訓練、預防醫學，並達成治療標準化，讓病患獲得更適切的照顧。

凝聚亞太地區力量

因為日本的整體醫療水準是亞太第一，為了凝聚日本及亞太三十多個國家的共識，醫學會第一任理事長便由平岡教授擔任，陳適安則任祕書長。不過，要說亞太心律醫學會的核心鐵三角，當然就是臺灣的陳適安、韓國的金榮動及新加坡的張維雄。

這三人的共通想法是，成立醫學會不為一己名利，而是推動各國在醫療上的合作。當時擔任高麗大學附設醫院心臟血管中心主任的金榮動，和陳適安一樣，除了醫術精湛之外，也擅長經營管理，且具有國際觀，兩人共同的目標是提升亞太地區心律不整醫療的整體水準。

金榮動說，他和陳適安是於一九九〇年代初，在美國一次會議上結識，兩人志趣相投、相談甚歡，便邀請陳適安赴韓國參加一場心律不整的會議。

他形容陳適安的熱情與奉獻精神無人能及，「真是頂尖的人才！」

陳適安與金榮勳均認為，亞太地區舉辦大型會議，能讓年輕醫師有機會向與會的國際專家學習，是相當好的國際交流。

回想創辦的過程，他們通宵達旦討論如何籌辦課程、由誰擔綱講者，「誰會是出色的講者？我們應該邀請誰才能讓大家學習到更多？」金榮勳稱讚陳適安有廣大的人脈圈，邀請到許多國際大師前來演講。

而新加坡國家心臟中心領導人張維雄，可說是東南亞地區心律不整醫療的權威，許多東南亞國家的心律不整醫師都會至其門下受訓，因此有能力整合東南亞地區相關領域的醫師及人脈。

從推動亞太心律醫學會的過程，也能看出陳適安在國際間的地位，以及他運籌帷幄的能力。

陳適安坦言，各國醫學界勢力各擁山頭，在本國促成大家合作已屬不易，更何況是國際學會。他找日、韓頂尖的心律不整代表醫師合作，便是希望透過他們整合各方意見與凝聚向心力，齊心促成亞太心律醫學會成立。

像亞太心律醫學會這樣的國際組織，如果沒有各國人才無私的合作，實在很難蓬勃發展。明尼蘇達大學的大衛．班迪特就認為，正因為陳適安尊重來自亞洲各地的重要人士，有與大家和諧共事的能力，才能打造出一個極具未來性的穩固組織。

約翰霍普金斯大學心律不整科主任休伊．卡爾金斯也說，陳適安是天生的領導者，知道如何激勵來自不同地區的團隊成員，這是領導一個國際性組織不可或缺的能力。

任何時刻都能付出

由於亞太地區非常廣闊，組成國家眾多，陳適安認為每一國的領導者均應有機會擔任理事長。

雖然許多人認為，僅擔任一任一年期的理事長，似乎無法做長遠的規劃，很多計畫也看不出成效，但陳適安認為，只要成員有心，不管是不是理事長，任何時刻都可以為醫學會付出。

最後透過表決，從第四屆起，理事長為一年一任，卸任理事長則組成諮議委員會，若有任何想法或計畫，都可提至諮議委員會討論。

值得一提的是，亞太心律醫學會規章中明定，會員是以各國或地區名義入會，因此，即使面對中國大陸施壓，陳適安堅持不管任何場合，絕不能屏除「臺灣」或「中華民國」的名稱。

臺灣的心律不整團隊在國際間具有舉足輕重的地位，任何人都無法撼動，這項堅持也是為臺灣無數的年輕醫師鋪路，打開國際知名度。

提升東南亞醫療水準

亞太心律醫學會成立的目的之一，就是提升各國在心律不整領域的醫療水準，因此，第三任理事長金榮動在其任內推動的「國對國」（country to country）政策，陳適安十分推崇，覺得相當有創意。

這項政策的核心理念，就如同臺灣衛福部的「一國一中心」南向計畫，讓心律不整醫療先進國家帶動相對落後國家的發展。例如臺灣協助緬甸、韓國協助柬埔寨、日本協助菲律賓，利用各種方式，提升當地心律不整治療的水準；而若有病因複雜的案例，則轉介他們到臺、日、韓等國家治療。

「這是地球村的概念，」陳適安指出，當地醫療水準提升，除了能提供更好的照顧給當地病患之外，各國的溝通也會更加順暢。

對於東南亞國家，陳適安較注重醫師等人員在理論及技術上的訓練，或親自前往手術。

和日、韓相比，東南亞國家離臺灣較近，因此，亞太心律醫學會成立後，往來交流更為頻繁，而且也從二〇一六年起提供獎學金，年輕醫師可以申請補助到亞太傑出的心律不整訓練中心進修。

而在研究方面，每年與會的邱春旺說，陳適安創辦此醫學會還有一項重要意義，他希望許多剛起步的研究能集中在醫學會中分享，甚至有機會從中尋求突破點，尤其希望亞太能與歐美等國並駕齊驅。

與歐、美醫學會密切交流

亞太心律醫學會成立之後，也積極地與各國醫學會交流，其中最早交流的便是「歐洲心律醫學會」（European Heart Rhythm Association, EHRA）。

由於亞太地區在心律不整上的發展有目共睹，備受國際關注，有次在國際會議上，德國漢堡大學心律不整教授，也是歐洲心律醫學會亞太事務大使庫克，主動與陳適安交流，並邀請陳適安參與理監事共識營，在會議上分享亞太地區的現況。

此外，歐洲心律醫學會曾提供六個名額，每年兩萬歐元（約合新臺幣八十多萬元）獎學金，供亞太學生赴歐洲學習心律不整相關領域。

當時，美國心律醫學會的主席，正是陳適安的多年好友艾瑞克．普里斯托斯基，他非常認同亞太心律醫學會的目標及使命，也與亞太心律醫學會建立了交流。

歐美與亞太結合，一起制定了許多心律不整的治療準則。

陳適安指出，交流的優點還包括，進行大型臨床試驗時有來自各國的收案個案，才能造就全球化的大型研究。在二〇一二年至二〇一三年擔任理事長時，陳適安更結合三大醫學會制定約二十項的準則共識，例如猝死的高危險因子分析、植入性裝置準則、心律不整引發中風之因子分析等。

患者的一大福音

與國際交流不僅能在醫學上獲取更多新知，對患者來說也是一大福音。因為多數疾病具有地域性差異，同一疾病在不同族群可能有不同表現。

例如心臟亂跳的感受，亞洲人就比歐美人的耐受度高，美國人因心律不整前往醫院求診，常對醫師說「I want to fix it.（我想治好它。）」，而亞洲人則傾向繼續忍耐，且對於是否進行電燒術也較為猶豫。然而，美國居住了許多亞洲人，或亞洲也有許多歐美人士居住，因此，相互交流相當重要。

陳適安舉例，亞洲人的心臟比歐美人小，在將導管穿刺進入左心房時，歐美病人會相對容易；且歐美人先天身材較為高大，在抗生素等藥物劑量上也必須相應調整。

此外，由於基因差異，東西方人心律不整型態也不盡相同。例如亞洲人因遺傳等因素，較易有先天性布魯格達氏症候群（Brugada syndrome）心律不整，而歐美人則易出現右心室發育不良引起的心律不整，且症狀也較嚴重，在治療上都必須做不同考量。

因此，透過交流了解不同族群的特殊性，有助醫師在臨床上與患者溝通。陳適安也說，心律不整是亞洲少數能真正參與國際學術交流的領域，三地的醫學會也每年開會，交流新知與技術，一起提升、進步。

第十四章

撰寫教科書與共識準則

為了讓全球醫師治療時有所依循，提升精準度，將研究結果整理成教科書及共識準則，成為必要工作，而陳適安往往是被邀請撰寫心房顫動相關內容的第一人選。

陳適安在心房顫動上的領導地位，讓國際間在撰寫相關領域的準則或教科書時，大都會想到邀請他。

心房顫動電燒術發展後，陳適安認為這項新技術處於知識暴發的時期，論文發表篇數更是飛速增加，應該完整整理，才能讓大家有更全面的理解，因此積極參與教科書編撰。截至二〇一九年，他參與編撰的教科書已達三十七本。

系統性彙整理論

其中，全球第一本心房顫動電燒術的英文教科書《源自胸腔靜脈與心律不整：機轉和治療》（*Thoracic Vein Arrhythmias: Mechanisms and Treatment*），就是二〇〇四年由陳適安邀請法國米歇爾．海薩吉爾、美國道格拉斯．吉普斯聯合編撰的。

當時編撰這本教科書的出發點，是心房顫動電燒術的學術研究雖多，卻還沒有系統性地梳理，所以希望藉此讓相關理論有較具規模的彙整。

陳適安負責擬定此書章節，內容包含心房解剖構造、組織細胞電氣生理學、心房顫動心電圖、心房顫動電氣生理機轉及電燒術等，共三百六十八頁，由國際專家學者負責撰寫各章節。而此書完成後，獲得五顆星、九十四分的高度評價。

制定準則促成治療共識

教科書之外，若要讓大家進一步對治療策略有共識，便需要制定準則。

陳適安說明，準則的重要性在於，現今的醫療已走向精準醫療，也就是能夠為患者量身打造，尤其愈麻煩、愈複雜的疾病，愈需要精準醫療。不過，量身打造是相當耗時的工作，因此需要建立在普遍性原則之上，再依個別情況調整修正。

他以感冒為例說明，治療感冒的共識準則，會提及一定要開哪些基本藥物，然後再視患者有沒有發燒、流鼻水等症狀，考量另外加入哪些藥物，讓醫師知道治療感冒的基本原則。

若以心房顫動電燒術來說，倘若A電燒方式具有足夠的理論基礎且治療效果好，就被列為第一類（Class 1）；若理論基礎不夠扎實且治療效果還好，可做可不做，便列為第二類（Class 2）；若沒有足夠論文基礎且對患者無效，則歸為第三類（Class 3）。

撰寫準則最重要的是要掌握公平客觀的原則，不能偏向哪一方的研究，「例如某項處置方式，有些教授覺得很好，有些教授覺得很不好，所以制定準則時，不能一味採取自己的觀點，」陳適安認為，學理需要讓全世界接受，才算是放諸四海皆可的準則。

帶領十多位國際教授撰寫

由義大利安東尼奧．拉維耶雷（Antonio Raviele）教授創辦的威尼斯心律不整國際研討會，每兩年舉辦一次，曾經是歐洲最大的心律不整研討會。研討會是在威尼斯對岸小島上，一處由舊修道院改成的國際會議中心裡舉行。

二〇〇六年的《心房顫動電燒術威尼斯共識準則》，就是在此會議中，由包括陳適安在內的十三位各國教授一起討論制定的，每位教授負責主寫其中一部分。

陳適安指出，雖然拉維耶雷並非專攻心房顫動，但在整合各國相互合作上頗有經驗，同時也十分熱情，且對亞洲各國非常友善，特別在會議上精心設計了臺灣區、日本區等，讓各個地區的心律不整團隊及其研究，有機會讓更多歐洲國家團隊了解，並且進行雙向交流。

就在心房顫動各項研究漸趨完整之後，美國、歐洲、亞太心律等醫學會，決定著手制定準則。

二〇〇七年，美國約翰霍普金斯大學心律不整科主任休伊・卡爾金斯邀請陳適安擔任《國際心房顫動電燒術準則》第一章節的總主筆。爾後二〇一二年第二版、二〇一七年第三版的第一章節〈心房顫動病理生理機轉的理論基礎〉，也都由陳適安帶領全球十多位心房顫動領域教授一同討論並制定。

這是全球第一次針對心房顫動電燒術制定較完整的共識準則。

陳適安說，由於美國對科學要求非常嚴謹，那段時間大家頻繁地以電話會議方式討論，並對某一項尚未有明確定論的議題是否要納入，或應該如何呈現，採取不記名方式蒐集意見。例如，陣發性且有症狀的心房顫動是否需進行電燒術、本身有心臟衰竭或糖尿病的患者能否進行電燒術等。

每種情況都分為多種型態與結論，詳細寫入準則中，同時發表於歐美亞三地官方學會期刊上，且每五年更新一次版本，讓往後的醫師在治療病患時有所依循。

對於擔任此項準則主筆的殊榮，陳適安不敢馬虎，接下任務後，將內容分配給帶領的教授撰寫，最後由他彙整並修改。他笑說：「很多內容需要大修，甚至開網路會議大家討論後，再重新擬定。」光是修整一個章節，就得花上好幾個月時間。

始終走在最前端

除了二〇〇七年開始參與全球心房顫動電燒術準則外，二〇一六年，陳適安也和其他九位教授，共同參與制定《心房肌肉病變基礎臨床研究共識準則》。他認為此項共識準則的價值在於，有別於醫療技術的探討，更多是描述深入的生理機轉。

而由於定位對於心律不整來說相當重要，因此，二〇二〇年亞太與歐美三個醫學會，特別發起制定《心律不整立體定位系統共識準則》，共有二十多位各國教授加入。陳適安與學生羅力瑋代表臺灣參與，制定包括何時為使用立體定位系統的最佳時機、優缺點，以及針對不同的心律不整，立體定位系統應如何操作等相關內容。

醫療發展日新月異，陳適安始終走在最前端，帶領團隊參與創新研發，保持臺灣在心房顫動的領導地位。

第十五章

號召全球重視心房顫動篩檢

預防於未病，而不是治療於已病；幫助所有民眾有更好的生活品質，是陳適安回饋社會最好的方式。

「預防重於治療」這句老話，大家耳熟能詳，但陳適安的感受特別深刻，因為研究心房顫動多年，他深知心房顫動引起的嚴重併發症，尤其是中風，是如何影響到病患個人及其家庭，甚至是整個國家社會。如果能夠防患於未然，就可以節省下龐大的財務支出及社會成本。

根據學術研究發現，心房顫動病人發生腦中風的機會，是正常人的五到六倍。以臺灣來說，大約一五%的中風病人是由心房顫動引起，一旦引發中風，不但死亡率高，而且預後不佳，需要長期大量的照護和復健，不但病人自己要承受病痛的折磨，整個家庭都連帶受到影響。

經濟上的損失，更是一大負擔。根據統計，花費在腦中風病人的醫療成本，一個人至少需要一百萬，如果能夠靠著事先預防，減少心房顫動病人發生中風，對已經虧損累累的健保財務，應該有不小的幫助。

抗凝血劑，有效預防中風

心房顫動容易引發中風，主要原因是，心房顫動時，心臟無法正常收縮擠壓，心房內的血液無法順利流出，導致心房內血液流動速率變慢，容易形成微細的血塊，倘若血塊又隨著血液流至全身，塞住各器官的動脈，例如流入腦中，便可能造成腦中風。

為了防止憾事發生，醫界想到可以讓心房顫動病人服用抗凝血劑，預防微細血塊產生。

二〇一八年，趙子凡主持了一項研究計畫，發現心房顫動病人服用抗凝血劑之後，中風的風險果然逐年下降。另一項針對九十歲以上心房顫動病人的深入研究，也證實接受抗凝血劑治療，能夠有效預防因心房顫動引起的中風。這兩項研究結果，都發表在頂尖的心臟學期刊《循環》，被全球相關的研究廣泛引用。

分析數據，做出最好處置

當然，除了臺灣區域的研究，也需要國際數據的支持，所以在陳適安的倡議下，亞太心律醫學會自二〇一六年開始，進行「亞太心房顫動登錄計畫」，邀請了日、韓、臺、星、港五國參加，臺灣是其中收案最多的國家。

這項計畫登錄心房顫動個案，並長期追蹤他們的自然演變史，每隔幾個月就檢視紀錄一次，看看這些個案有沒有就醫、中風或死亡，最後再來分析各項數據，以便做出對心房顫動患者最好的醫療處置。

有時候，微細血塊雖然還不至於堵塞腦血管造成中風，但已對病人的認知造成影響。

美國哈佛大學針對心房顫動患者進行大數據分析發現，心房顫動患者的認知功能較正常人差，主因是從核磁共振中可以發現，心房顫動產生的微細血塊、血栓流到腦部去，也會影響認知，甚至可能提早出現阿茲海默症。

二〇二〇年，歐洲心律醫學會發起的《避免偶發微細血塊引發腦部認知功能下降共識準則》，陳適安正是六位主筆之一。

善用篩檢，找出高風險病患

服用抗凝血劑，可以預防心房顫動引起的中風，道理雖然清楚明白，但實際上很難做到，陳適安解釋：「因為很多病人根本不知道自己有心房顫動的問題。」心房顫動引發中風的病人，有三分之一是直到中風之後，才第一次被診斷出原來自己有心房顫動。

這些病人通常年紀較大，身體對各種變化的敏感度降低，對於心跳不快、症狀輕微的心房顫動缺乏警覺，沒有及時就醫，也就失去了服用抗凝血劑預防中風的機會。

陳適安發現，關鍵就在如何利用篩檢方法，發現這些微症狀患者，讓他們接受抗凝血劑治療，而這也符合世界預防醫學的潮流，治病於未病之時。

二〇一七年，澳洲心律不整學者班・弗里德曼（Ben Freedman）教授發起了全球心房顫動篩檢合作計畫，希望制定出全球適用的篩檢策略，也就是如何有效找到心房顫動的病患。陳適安也接受邀請，撰寫了《心房顫動篩檢合作計畫共識準則》。

研究領先，撰寫醫界準則

此外，在趙子凡的領導下，二〇二一年亞太區域心房顫動專家學者共同撰寫了《亞太區域心房顫動中風預防共識準則》，經過陳適安審閱，決定刊登在亞太心律醫學會官方期刊，以及《歐洲血栓及凝血期刊》。

二〇一七、二〇一八兩年，陳適安相繼參與歐洲、美國、亞太三個心律醫學會制定的《心房顫動篩檢及微症狀性心房顫動病人全球偵測準則》。

經過多年努力，北榮心律不整團隊在心房顫動防止中風的研究，共有十多篇論文被引用，納入歐洲心臟學會二〇二〇年制定《心房顫動治療準則》的參考文獻中。

但是，只有給醫界看的研究論文、準則，對陳適安來說遠遠不夠，他更希望能引起全球民眾對心房顫動治療及中風預防的重視，所以趁著二〇一八年，第十一屆亞太心律醫學會在臺北盛大舉行，陳適安聯合美國心律醫學會和歐洲心律協會理事長，共同簽署並發布了〈臺北宣言〉，呼籲「治療心房顫動，防中風，全球一起來！」

這也再次證明，陳適安所帶領的心律不整團隊，在國際上的確居於重要及領先的地位。

對國家最好的回饋

當然，更重要的是，要將篩檢落實在民眾身上，才能真正發揮效益。於是從多年前開始，陳適安便積極與國健署商談心房顫動篩檢的重要性，並在二〇二〇年年初，承接國健署「心房顫動篩檢實證暨政策研析計畫」，擔任總主持人，在多個縣市與衛生局合作，針對一般民眾在健康檢查時，加入心電圖檢查。

到二〇二一年年中計畫結案時，共篩檢了約兩萬人，發現超過百分之一的民眾有心房顫動，其中半數是微症狀性心房顫動患者。這些人都是經過篩檢，才第一次被證實自己有心房顫動，得以及早服用抗凝血劑，大幅降低了未來中風的可能。

計畫所獲得的數據，除了提供政府做為制定國家健康政策的參考，也在國際醫學會議與其他國家的專家學者們分享。雖然目前計畫已經結束，但是陳適安團隊還是持續在做心房顫動篩檢，希望一年接受篩檢的民眾能夠超過兩萬人。

「我最希望的是，透過這項研析計畫，讓政府體認到心房顫動篩檢的重要性，編列經費，在國人的老人健檢甚至成人健檢中，增加心電圖檢查，」陳適安充滿期待地說。

在診療室裡看診，在手術室裡動刀，解救的是一個一個患者的病痛，但是如果學術研究成果能透過國家健康政策的執行，影響到每一個民眾，那麼拯救的就是成千上萬的人，其效益是不可同日而語的。

陳適安認為，這是他以自身專業，回饋社會及國家最好的方式。

第十六章

轉身，奔向下一個願景

從最會「讀心」的專科醫師華麗轉身，成為一家醫學中心的管理者，陳適安以涵蓋治理面、人文面、永續面的細膩思維，決心將臺中榮總打造成為全方位的國際級醫學中心。

二〇二一年一月，在臺中榮總院長交接典禮上，新任院長陳適安致辭時說：「這是我人生中的驚喜。」十個月後，在陽光燦亮的臺中榮總院長辦公室，他談起當時被徵詢意願時的第一個念頭，「說實話，一開始『驚』的成分比較多。」但在他開朗的笑聲裡，聽不出當時他有多「驚」，因為下一秒，他已經迫不及待談起臺中榮總團隊有多麼優秀、現在進行的計畫有多麼讓人興奮。

這位許多人口中「去到哪裡都是名醫」、「去到哪裡都會把事情做得很好」的全球心律不整治療權威，在人生的轉折點上，面對意料之外的變化，展現了舉重若輕的從容，穩穩地接下這份被寄予厚望的責任。

人生中有很多的突然，都是因緣成就的必然。來到臺中，的確不在陳適安預期的人生規劃中，但接手臺中榮總，卻讓陳適安過去多年的投入，有了進一步開展揮灑的寬廣空間。

不踟躕，只是前進

從一九八六年加入北榮，很多人都看到陳適安在心律不整治療不斷領先創新的成就，但更多人不知道的是，先進的治療技術是深入的研究工作在背後支撐，所以他在忙碌的臨床治療之外，必須持續緊盯尖端學術研究進展，也看到大數據、人工智慧、雲端運算、5G通訊技術與醫學研究及醫療服務整合的潛力。因此，在他擔任北榮副院長時，就同時擔任北榮智慧醫療委員會執行長，積極推動多項智慧醫療服務與技術合作。

而到了臺中榮總，陳適安為臺中榮總擘劃的未來藍圖，就包含智慧醫療、精準醫療、尖端醫療、再生醫療等主軸，投射的正是一家全方位醫學中心。對於未來醫療的布局，他說：「臺中榮總擁有全臺灣最強的醫院資訊系統，這就是實現未來醫療的最好基礎。」

也因此，當其他人還在為陳適安人生轉折的意外扼腕時，他卻早已轉身向前，奔跑在通往未來的全新賽道上。

這就是陳適安，他從不踟躕，只是前進。

將原班人馬打造成一流團隊

在臺中大肚山山麓上，向前望去，陳適安看到的是未來醫療的可能，也是一家全方位國際級醫學中心的願景，而他的自信，來自臺中榮總團隊，也來自於他帶領團隊一起前進創新的使命感。

二〇二一年一月十六日正式上任的陳適安，帶著三十五年累積的醫學研究、臨床醫療、人脈資源來到臺中榮總。他什麼都帶上了，唯獨沒有帶任何一個人來，因為他知道，在這裡他即將會有一個團隊。

陳適安清楚知道，來到臺中榮總要面對的問題很多、挑戰很大，他需要一個強大的團隊一起努力。但是他沒有帶任何一個人來，也沒有換掉任何一個人，因為他知道自己能夠將原班人馬打造成一流的團隊，就像過去在心律不整治療領域的「陳適安團隊」一樣。

而要做到這一點，第一件事就是要讓這個團隊，能夠在最短時間裡認識他、了解他、相信他、跟隨他。

在陳適安來到臺中榮總之前，很多人早已知道他的鼎鼎大名，但大部分人的印象，都還停留在他於心律不整治療的卓越成就上，對於這位曾經擔任北榮副院長的「名醫」，將會為臺中榮總帶來什麼樣的改變，大多數人其實並不清楚。

新院長是什麼樣的人？

「他們不知道這個院長是什麼人？」談起剛到臺中榮總時的情況，陳適安忍不住促狹地笑著說：「很多人心裡面可能都在想，『智慧醫療他哪裡懂呢？』、『疫情處理他懂嗎？』、『他說說而已，還是認真的？』」

上任後沒多久，臺中榮總籌辦一場國際研討會，陳適安看了議程規劃後，沒有多說，只交代幕僚通知各科室負責人，隔天一大早七點半集合開會。當天會議中，陳適安講了一句話：「這是一場國際研討會，不是臺中榮總成果發表會。」然後拿出前一天晚上自己批注過的議程安排，與所有負責人確認必須修改調整的地方，看到有些議程從頭到尾只有內部講者，陳適安只淡淡地問：「你們是不想做嗎？」

參與那次會議的一位醫師回想：「其實不是不想做，只是不知道院長的想法，是真的想做一個國際性研討會，還是只要有做就好。但經過那一次，大家都知道，院長是認真的，因為他連子論壇的個別議程都在旁邊批注列出建議，代表他不只是認真要辦，而且是要辦一個真正的國際交流會議。」

只花了半小時，陳適安就讓所有人知道：這件事是玩真的。

陳適安的確沒有換掉任何一個人，他只是換掉了很多人的腦袋。有一位主管說：「院長提出的做法，都是過去我們沒有想到可以這麼做的，甚至是我們根本沒有做過的，剛開始也會想『這個我不會』，但院長就是有辦法說服我們、給我們信心，然後事情就真的做成了。」

改變徹夜看病的「惡習」

「院部下令關閉門診電腦」的故事，更是震動了整個臺中榮總。

起因是，過去臺中榮總有部分醫師求好心切，看診時間會從早上一路看到半夜，甚至到第二天早上七點。這不只造成醫院管理系統上的混亂，對於病患與其他醫護人員也造成相當大的困擾，久而久之，竟成了愈來愈難改變的積弊。

「可能很多人認為會這樣做的是『好醫師』，但從另一個角度來看，也必須考慮到這樣會不會造成病患的困擾。門診看到半夜，不只是醫院管理的問題，對病患與家屬也是很大的負擔，更不要說對其他醫護人員的影響，牽涉到許多人的安全問題。所以，我下定決心要改掉這個『惡習』，」陳適安堅定地說。

說改就要改，他宣布，門診必須在晚上十二點前結束，到了晚上十點，各科室主任如果發現還有門診病人沒看完，就要指派醫師前往協助看診。在宣導一段時間後，正式開始實施的當天，資訊部門準時在十二點關閉系統。

陳適安認為：「這個問題已經延宕很多年了，宣導多年都沒有明顯效果，既然要改，就是要真的執行，直接把系統關閉。之後大家就了解，及早結束看診或是將病人疏散到其他看診時段，才是正確的做法。同仁們也說：『這樣才是正常的看診習慣。』」

至於對同仁的要求，陳適安就只有兩個字：紀律（discipline）、精確（precise），每一個決策的執行與溝通都應該如此。陳適安用實際的作為，讓團隊了解他就是一個要求明確、執行到位的院長。

只宣導不執行，事情是不會改變的。而要建立起一個團隊的默契，更需要抓到重點，直接打通最關鍵的那條脈絡，改變原本團體裡的既有慣性。

幫所有人調薪

陳適安說：「我來臺中榮總做的第一件事，就是將每個月的獎金全額發給同仁，不會預留健保申報的差額，」因為，「健保申報差額不是員工的問題，員工的付出需要被尊重。」

接著，他公開宣布要幫所有人加薪，期望未來是透過開源，而非一味地節流，讓醫院可以有更好的盈利。

對於調薪，陳適安並不是只喊數字，而是做足了功課，提出明確可執行的計畫。

不管在任何組織或是環境裡，要用新方法取代舊有做法，最難的就在於讓所有人相信：「這是玩真的。」

好比商鞅變法「徙木立信」的故事一樣，他宣布，把一根柱子從北門搬到南門，就獎賞五十兩金子，一開始沒有人相信，直到有人真的去搬了柱子，也真的拿到五十兩金子，所有人就都信了。

一個月領一次的薪水，會讓很多人都有感；而讓每個人都感受到身邊周遭環境不同了，則是另一種改變集體心態的必要過程。

環境空間大改造

心理學上有所謂的「破窗效應」，談的是負面變化造成的破壞影響，但如果是正面的變化呢？例如，把已經有四十年歷史、怎麼擦都擦不明亮的變質玻璃整面換掉，創造出空間的開放通透感，對身處在這個空間裡的組織與人員，會有怎麼樣的影響？

對於一個正在進行變革的組織而言，改造實體空間的必要性，在於強化所有人對於「改變」這件事的共同感受。

而這也正是陳適安來到臺中榮總後，同步推動多項院區環境整修的原因。在整個過程中，事無巨細，都可以看到陳適安的用心，從光線、顏色、聲音甚至是氣味，他要讓臺中榮總的醫護人員、病患、家屬、往來人群，開始用不一樣的眼光重新定位臺中榮總。

打造一間幸福的醫院

如果用縮時錄影拍下臺中榮總過去十個月的變化，將會是一部讓所有人都非常有感的紀錄片。

現在走進臺中榮總，放眼所及是滿滿的綠意，襯著美麗的鮮花；原本空置的地方，現在都成了可以取景拍照的地點；一座座臺灣藝術家的作品，讓臺中榮總有了完全不同的氛圍。

原本燈光昏暗、地板斑駁的長廊，現在有著能讓大片陽光灑落進來的景觀，掛在牆上的畫作，讓人忘了就在幾個月前，這裡唯一的作用，只是許多人日常使用的一條連通道而已，現在卻已經變成會讓人放慢腳步、欣賞感受的空間。

原本只有簡單遮蔽的角落，如今有了透明玻璃為頂的溫室造形，還有一個咖啡亭設在轉角，讓臺中榮總的醫護人員，即使是在急促奔忙的日常中，還是可以利用零碎的時間，在這裡暫歇休息片刻。

陳適安在後來提出的工作成果報告中提到：「希望盡速讓臺中榮總重拾榮景，同時提升中部醫療水準。打造一間『幸福的醫院』，營造良好的環境，讓醫護人員快樂工作，以愉快心情照護病友、服務民眾，打造幸福、暖心的醫療圈。」

擔任臺中榮總院長這份工作，對學術研究與醫療專業，陳適安自然是胸有成竹，但從他領導組織變革的起手式，卻也可以看出，他對於打造臺中榮總成為一個全方位國際級醫學中心，有著從治理面、人文面、永續面切入的細膩思維，為組織帶來內化動能的新生力量。

兩百四十天的創新變革日記

所有的改革都有一個共同點：不改就不會知道是對是錯，錯了可以改，不改可能永遠都不會對。在接手臺中榮總八個月之後，陳適安交出了一份工作報告，從這份工作報告中可以看出，他一手推動的變革創新已經有了初步成效。

陳適安欣慰地表示：「臺中榮總二〇二一年前七個月，醫療服務量與醫療收入較二〇二〇年同期顯著成長，全院醫療收入成長七．一%，包含門診醫療收入成長七％，住院醫療收入成長七．七％。

「而在前九個月，臺中榮總全院門診人次成長三．三％、住院人數與日數成長二．一％、入院人次成長一．五％、手術人次成長四．二％，但平均住院天數由六．二四天降低為六．一八天。

「臺中榮總前九個月健保申報點數成長率，在全臺灣十九家醫學中心的排名，由前一年度的第十五名上升至第二名。

「在學術研究成果部分，醫院整體競爭力大幅躍進與成長，前八個月SCI（Science Citation Index）論文數目，較前一年度增加一七．四％，成長率全國排名第四位。

「臺中榮總也未曾再出現主治醫師被周邊醫院挖角離職的情形。」

如同陳適安經常掛在嘴邊說的：「臺中榮總的團隊非常優秀，而且有許多是在地的子弟，他們對於中臺灣這塊土地有一份特殊的情感，只要為他們創造一個好的環境，臺中榮總就有超越其他醫學中心的能力。」

而陳適安為臺中榮總擘劃的未來發展藍圖，除了體質的調整改變，更包括打造一個全方位國際級醫學中心所需要的準備，包含臨床醫療、醫學教育、醫學研究、社會責任、經營管理等不同面向。

發展智慧醫療的重要樞紐

單就以臨床醫療來看，臺中榮總將重心放在智慧醫療、尖端醫療、再生醫療，以及精準醫療等主軸上，這些項目不但是當前全球醫學研究與醫療服務的發展趨勢熱點，更是未來讓新興研究成果，得以發揮更大效益的主要出海口。

其中，由科技部發起成立、用以連結整合全臺灣主要醫學中心智慧醫療發展的臺灣智慧醫療聯盟，就是以臺中榮總擔任推動辦公室，並由陳適安擔任聯盟召集人，臺中榮總將成為未來全臺灣醫學中心合作發展智慧醫療的重要樞紐之一。

陳適安更將過去在智慧醫療領域深耕多年的經驗與資源，導入臺中榮總，短短六個月時間內，已相繼與多家大型資訊科技公司、學術研究機構簽訂合作備忘錄，推動跨域協作。

至於產業化研究部分，目前臺中榮總已有二十三項合作開發案正在進行，與陽明交通大學等學術研究機構的交流，更已建立起常態化的合作管道，陳適安表示：「光是在人工智慧領域，臺中榮總就已至少與國內外超過百位的教授學者開始協作進行研究。」

臺中榮總在尖端醫療領域也展現出色成果，有多項位居全國醫學中心第一，包括目前擁有最多複合式手術室的醫學中心，提供多樣尖端醫療技術環境進行手術。

此外，臺中榮總更是開臺灣醫學中心風氣之先，舉辦尖端醫療線上國際研討會，連續三場線上國際研討會的累積觀看人數高達五萬人，探討的尖端醫療技術涵蓋神經醫學、泌尿、外科、骨科、耳鼻喉頭頸科、心臟血管科等專科，共計二十一項臨床應用主題。

成立特色醫療中心

值得一提的是，為了落實「以病人為中心」的理念，臺中榮總在二〇二一年成立十二個特色醫療中心，包含巴金森症暨動作障礙中心、失智症中心、眼外傷中心、口腔肌肉功能矯正中心、間質性肺病整合照護中心、肺癌精準醫療中心、淋巴水腫治療中心、脊椎疾病治療暨研究中心、發炎性腸道疾病中心等。其中，間質性肺病整合照護中心、發炎性腸道疾病中心，更是全臺灣首創的跨科別整合照護中心。

這樣的做法，也讓臺中榮總更加具有特色，讓各個科別不同領域的專長優勢，透過特色醫療中心體制的整合，轉化出讓病患獲得最佳治療效果的效益，由此也可看出臺中榮總策略發展布局的靈活性，不只是專注深入研究單一科別，而是以共生體系的創新思維，推動整體醫療服務的發展進程。

相同的靈活與彈性，也可在臺中榮總二〇二一年疫情高峰的防疫抗疫工作中看到。

在疫情高峰期間，臺中榮總只用三天時間，就完成原本需要兩週才能完成的負壓加護病房與專責病房的改裝工作，提供二十床負壓加護病房與九十九床專責病房的醫療照護資源，並且承擔起收治「北病南送」急重症個案的醫療工作，前後收治十一名從北部醫院轉送來的急重症插管病患，而這十一名病患最後也都順利康復出院。

在疫苗接種工作上，臺中榮總更是以創新的走動式疫苗接種模式，創下迄今仍無法被超越的全國單日最高接種效率，單日走動式動線可完成八千例的疫苗接種工作。

智慧醫療科技落地應用

雖然，接下臺中榮總院長的工作，並不是陳適安原先預期的人生規劃，但接任後平均每天只睡四小時的他，卻甘之如飴。因為，在臺中榮總有更寬廣的空間，讓他與團隊能夠快速導入多項應用新興科技的創新醫療服務，不論是在智慧醫療或尖端醫療，都可以在臺中榮總看到實際應用落地成形。

陳適安不諱言：「過去受限一些因素，很多事情的進展較緩慢，光談一個合作意向書就可能談很久，像是5G遠距異地協作手術，臺中榮總現在就已經開始做了，除了開刀房、導管室已經完成架設，未來還會在內視鏡中心、臨床教學中心，導入5G遠距異地協作系統，未來如果有緊急狀況需要異地協作，臺中榮總就可以立即啟動支援。」

臺中榮總也是第一家以智慧醫療科技應用，導入分院與榮家處理複雜病例的榮民總醫院，包括在嘉義分院建置臺灣第一套遠距指導心導管手術系統5G遠程協作；在埔里分院整合運用視訊醫療、AR智慧眼鏡、遠程協作平臺、5G企業專網，由中榮專科醫師遠距協助判讀影像、病歷、生理數據，進行急性腦中風的診斷治療；在彰化榮民之家，透過AR眼鏡搭配5G專網，提供榮家住民遠距醫療諮詢等。

只要親自走一趟臺中榮總院區，也已經可以感受到將智慧醫療科技融入環境的用心，例如在洗手間裝置阿摩尼亞偵測系統，一旦感應器偵測到阿摩尼亞的數值超過設定值，就會自動通知清潔人員前往打掃。

陳適安認為：「智慧醫療不只是做醫療的智慧化，而是整個流程的智慧化。」也因為如此，在一開始討論臺中榮總發展項目時，就將經營管理、護理照顧等項目列入其中。

不治已病治未病

十分清楚現階段智慧醫療發展重點的陳適安說：「雖然智慧醫療有很多東西可以做，但人工智慧是現階段最重要的一塊拼圖，一定要把人工智慧的研究能量培養起來，然後與醫療整合應用。」

而醫療服務與人工智慧的融合，陳適安曾經在公開演講時引用《黃帝內經》提到的「聖人不治已病治未病」，再加上唐朝藥王孫思邈著作中所說的「上醫治未病，中醫治欲病，下醫治已病」，極為傳神地比喻了未來人工智慧演算法模型，在醫學研究與醫療服務中扮演的角色。

透過人工智慧演算法模型的建立，一步步從識別、推演、決策到預測，將可以讓醫療不再只是解決人類的痛苦，而是讓疾病的痛苦成為可以被管理的風險。

事實上，過去幾年在臺北榮總，陳適安早已將數據科技與人工智慧大量應用在心律不整診療領域。例如，陽明交通大學教授盧鴻興與醫師林彥璋、張世霖、胡瑜峰及劉至民，利用心電圖測試數據結果，發展出一套人工智慧的演算法模型，用以判斷病人是否患有遺傳性心臟離子通道病變布魯格達氏症候群，診斷準確率已可達到九二%。

布魯格達氏症候群是一種基因遺傳病，可能因為惡性心律不整造成心因性猝死。由於病人多半無法檢查出心臟結構異常，必須通過基因檢測才能夠真正確診，但在陳適安團隊與中研院共同合作開發的這套演算法架構下，僅需使用數量有限的患者心電圖數據，就能建立起一套模型，用來判斷患者是否罹患布魯格達氏症候群。

成為未來醫療的領先者

對於人工智慧可以為醫療服務帶來的創新，陳適安認為，「醫院裡面會有很多人工智慧的題目，雖然不是每一個都能商業技轉，但至少可以發表論文，將研究成果與更多人分享，讓研究能量不斷傳遞擴散。又或者，將人工智慧用在現階段的流程改善上，例如透過導入自然語言處理（NLP）技術，讓既有病歷等結構化資料，用智慧化流程處理，就能進一步優化整體流程，至少讓護理人員不要那麼血汗，這就是人工智慧最基本的價值。」

也因為如此，陳適安定時審視各個人工智慧專題的進度，並且額外補助同仁研究經費，再加上與學界及產業界的緊密合作，讓這些研究計畫都有可能在未來落地技轉。

除了積極推動人工智慧的落地發展，陳適安也強調與學術機構合作的重要性：「要做人工智慧，就必須多跟學校裡的老師合作，這樣才能夠掌握最新的研究成果與技術突破。臺中榮總現在與陽明交通大學建立起非常緊密的合作關係，如果加計其他的學校，大概已與近百位大學老師合作。」

對於未來在智慧醫療領域的發展，他看好臺中榮總彎道超車的實力，「很有機會成為未來醫療領域的領先者。」

在心律不整治療領域上，陳適安已經實現了「臺灣自造，引領全球」的輝煌，如今，同樣以「Made in Taiwan, Lead the World」的自我期許，他帶著打造臺中榮總成為全方位國際級醫學中心的願景，更肩負著推動智慧醫療更上層樓的責任，「在臺灣深耕，在世界發光」，陳適安的下一步，更加讓人期待。

陳適安臨床與研究大事紀

	率全球之先及重要工作	協助世界各國醫學中心	參與制定共識準則
一九九七	• 開始進行心房顫動電燒手術	• 至美國梅約診所演講	
一九九九	• 系列性心房顫動電燒手術成果發表在《循環》雜誌	• 至義大利米蘭大學醫學中心、美國密西根大學醫學中心、明尼蘇達大學醫學中心、馬來西亞國家心臟中心教學及手術示範指導	
二〇〇〇	• 上腔靜脈起源心房顫動電燒手術果發表在《循環》雜誌	• 至美國康乃爾大學、明尼蘇達大學、約翰霍普金斯大學醫學中心、印度新德里巴特拉心臟中心教學及手術示範指導	
二〇〇一		• 至美國阿伯特愛因斯坦大學醫學中心、馬來西亞國家心臟中心、新加坡國家心臟中心、日本昭和大學附設醫院、日本京都大學附設武田醫院教學及手術示範指導	• 共同制定全球《心房性心律不整定義共識準則》

年份			
二〇〇二		・至馬來西亞國家心臟中心教學及手術示範指導	
二〇〇三	・系列性非肺靜脈起源心房顫動電燒手術成果發表在《循環》雜誌	・至美國克里夫蘭醫學中心演講	
二〇〇四		・至韓國高麗大學附設醫院、韓國啟明大學附設醫院、印尼國家心臟血管中心教學及手術示範指導	
二〇〇五		・至日本筑波大學附設醫院、日本琉球大學附設醫院演講及教學	
二〇〇六		・至香港大學附設聯合醫院、香港中文大學醫學中心教學及手術示範指導	
二〇〇七	・擔任亞太心律醫學會創會祕書長（二〇〇七～二〇一〇）		・共同制定《心房顫動電燒術威尼斯共識準則》、《國際心房顫動電燒術準則》

年份	率全球之先及重要工作	協助世界各國醫學中心	參與制定共識準則
二〇〇八	• 擔任心臟血管電氣生理雜誌《心房顫動新知》總主筆（二〇〇八～二〇一八）	• 至美國哥倫比亞大學附設聖猷達醫學中心演講、教學及手術指導	
二〇〇九		• 至日本京都大學附設天理醫院教學及手術示範指導	
二〇一〇		• 至香港屯門醫院教學及手術示範指導	
二〇一一	• 擔任亞太心律醫學會理事長（二〇一一～二〇一三）	• 至美國凱恩西儲大學醫學中心演講及教學	• 共同制定第二版《心房顫動電燒術威尼斯共識準則》
二〇一二	• 擔任亞太心律醫學會二〇一二年學術年會主席		• 共同制定第二版《國際心房顫動電燒術準則》
二〇一六	• 舉辦臺北東京首爾心律不整聯合研討會二十週年紀念會		• 共同制定全球《心房肌肉病變基礎臨床研究共識準則》

二〇一七	二〇一八	二〇一九	二〇二〇	二〇二二
	• 擔任亞太心律醫學二〇一八年學術年會主席 • 發布〈臺北宣言〉：「心房顫動防中風」		• 擔任臺灣國健署「心房顫動防中風篩檢計畫」主持人	• 擔任亞太心律醫學會諮議委員會召集人
• 至緬甸仰光大學附設醫院、越南白梅醫院、越南E醫院教學及手術示範指導	• 至美國猶他大學醫學中心演講及教學	• 至美國賓州大學醫學中心及約翰霍普金斯大學醫學中心演講、捷克國家心臟血管中心教學及手術示範指導		
• 共同制定《心房顫動篩檢及微症狀性心房顫動病人全球偵測準則》、第三版《國際心房顫動電燒術準則》	• 共同制定全球《心房顫動與認知功能關聯性共識準則》、全球《心房顫動普篩共識準則》			

社會人文 BGB521

引領世界的心跳

心臟醫學權威陳適安和團隊的故事

作者 — 陳麗婷、陳慧玲
企劃出版部總編輯 — 李桂芬
主編 — 詹于瑤、丁希如（特約）
責任編輯 — 李美貞（特約）
美術設計 — 張議文
封面攝影 — 黃鼎翔
繪圖 — 張睿洋
圖片提供 — 陳適安

出版者 — 遠見天下文化出版股份有限公司
創辦人 — 高希均、王力行
遠見・天下文化 事業群董事長 — 高希均
事業群發行人／CEO — 王力行
天下文化社長 — 林天來
天下文化總經理 — 林芳燕
國際事務開發部兼版權中心總監 — 潘欣
法律顧問 — 理律法律事務所陳長文律師
著作權顧問 — 魏啟翔律師
社址 — 台北市 104 松江路 93 巷 1 號
讀者服務專線 —（02）2662-0012 ｜傳真 —（02）2662-0007；2662-0009
電子郵件信箱 — cwpc@cwgv.com.tw
直接郵撥帳號 — 1326703-6 號　遠見天下文化出版股份有限公司

電腦排版 — 立全電腦印前排版有限公司
製版廠 — 東豪印刷事業有限公司
印刷廠 — 祥峰印刷事業有限公司
裝訂廠 — 精益裝訂股份有限公司
登記證 — 局版台業字第 2517 號
總經銷 — 大和書報圖書股份有限公司｜電話 — (02)8990-2588
出版日期 — 2022 年 2 月 25 日第一版第一次印行

定價 — NT480 元
ISBN — 978-986-525-432-2 ｜ EISBN —9789865254384（EPUB）；9789865254353（PDF）
書號 — BGB521
天下文化官網 — bookzone.cwgv.com.tw

國家圖書館出版品預行編目(CIP)資料

引領世界的心跳：心臟醫學權威陳適安和團隊的故事/ 陳麗婷, 陳慧玲著. -- 第一版. -- 臺北市：遠見天下文化出版股份有限公司, 2022.02
296面；14.8X21公分. -- (社會人文；BGB521)

ISBN 978-986-525-432-2(平裝)

1.CST: 心律不整 2.CST: 外科技術

415.318　　110021831

天下文化

BELIEVE IN READING